激光美容临床治疗手册

张　歌　主编

河南科学技术出版社

·郑州·

图书在版编目（CIP）数据

激光美容临床治疗手册/张歌主编．—郑州：河南科学技术出版社，2016.9（2023.3 重印）
ISBN 978-7-5349-8115-9

Ⅰ.①激…　Ⅱ.①张…　Ⅲ.①激光手术–应用–美容术　Ⅳ.①R622

中国版本图书馆 CIP 数据核字（2016）第 117702 号

出版发行：河南科学技术出版社
　　　　　地址：郑州市经五路 66 号　　邮编：450002
　　　　　电话：（0371）65737028　65788613
　　　　　网址：www.hnstp.cn
策划编辑：李喜婷　范广红　吴　沛
责任编辑：吴　沛
责任校对：李振方
封面设计：张　伟
责任印制：张艳芳
印　　刷：三河市同力彩印有限公司
经　　销：全国新华书店
幅面尺寸：185 mm×260 mm　　印张：7.75　　字数：180 千字
版　　次：2023 年 3 月第 3 次印刷
定　　价：98.00 元

编写人员名单

主　编　张　歌
副主编　李　凯　李晓建　陶　宇
编　委（按姓氏笔画排序）
　　　　杨建中　张　君　张培英　徐艳艳
　　　　郭金华　韩　笑　暴志国

前　言

　　激光技术是 20 世纪 60 年代以来科学技术领域里的重大科研成果，该技术被应用于医学领域后，在为生命科学开辟了新的研究方法的同时，也为部分疾病的临床治疗提供了全新的手段。

　　本书以普及激光医疗基础知识为核心，以激光技术在临床治疗中的应用为重点，系统介绍了激光的常识及医疗应用、激光治疗领域相关常见病的诊断及治疗方法，并结合临床将各病种治疗常用激光器进行了分类汇总，为临床医师在进行激光治疗时提供了有效参考。

　　本书内容是作者根据多年激光医学临床工作经验进行的总结，近几年来随着国内外激光医学的迅猛发展，各种新技术及新型激光器层出不穷，本书在内容上难免有不足及疏漏之外，也恳请各位专家、读者指正。

编者

2016 年 1 月

目　录

第一章 绪 论

自从1960年美国的Maiman教授发明了第一台红宝石激光器，激光便走进了我们的世界。由于其完全不同于以往的任何一种光源——具有单色性好、方向性好、亮度高和相干性好等特点，在诞生不久就和医学结下了不解之缘。1961年，美国的Goldman教授将其应用在眼科视网膜手术和皮肤血管扩张的治疗，此后，激光逐渐成为医学上一个新的治疗手段，应用在许多专业领域。

近20年来，激光医学在整形美容方面的应用发展也非常迅速，以往许多用传统的整形美容手术方法难以获得满意疗效的疾病，通过安全精确、简便快捷的激光治疗就可以获得良好的效果。目前，激光技术已经成为皮肤赘生物、皮肤色素性疾病、血管瘤与血管畸形、多毛症、不良文身及嫩肤除皱、瘢痕磨削、脂肪消融等美容治疗中不可或缺的手段或首选方法。近年来，激光光电技术在面部年轻化治疗方面进展迅猛，陆续出现了强脉冲光、射频、点阵激光、等离子皮肤再生等新兴的技术。激光技术的进步推动了激光医学基础理论研究和临床应用技术的发展，为整形美容医学提供了有力的技术支撑，带动了整形美容医学的快速发展。

一、激光的产生原理

激光是指在入射光子激发下，原子内亚稳态的电子出现高能级向低能级跃迁而产生的大量特征完全相同的光子。激光产生的过程就是受激辐射光放大的过程，即激光工作物质吸收外界能量，使工作物质的高能级上的粒子数越来越多，向低能级跃迁，同时释放出光子，光子通过在谐振腔内的不断振荡放大形成激光。因此要产生激光必须满足三个条件：激光工作物质、外界激励源、光学谐振腔。

（一）激光工作物质

在热平衡状态下，一般介质中的原子等粒子都满足玻耳兹曼分布，即低能级的粒子数密度大于高能级的。要产生激光，必须首先改变粒子的分布，使高能级的粒子数密度大于低能级的，这种分布状态就是"粒子数反转"。只有在特殊的介质中才能实现粒子数反转，目前自然界中只发现数百种这样的介质。唯有这些特殊的介质才能充当激光的工作物质，又称激活介质，它们是激光产生的必要条件。

另外，处于激发态的粒子还必须有足够长的寿命。在激光的工作物质中，某一激发态粒子的平均寿命特别长，可达10^{-3}秒甚至1秒，称为"亚稳态"。只有在亚稳态下才能实现粒子数反转，从而为激光的产生提供必要条件。

（二）外界激励源

要实现工作物质上、下能级之间的粒子数反转，还必须从外界提供能量，将处于低能级的粒子激发到高能级上，这一过程称为"泵捕"或"抽运"。能提供能量从而起到这一作用的物质就是激励源。激励源所发射的谱线应尽可能与工作物质量强的吸收谱镜相匹配，这样才能实现能量的最大转化。常见的激励方式一般包括光激励、电激励、化学激励、核激励、热激励等。

（三）光学谐振腔

激励源可以使工作物质实现粒子数反转，但要产生高纯度的激光，还必须使受激辐射远大于物质自发辐射（激光的本底噪声），确保特定频谱光子数密度足够高，这就要用到光学谐振腔。

光学谐振腔不仅可以为激光光子的振荡提供必要的光反馈，而且还可以限制激光的频率和方向，提高激光的单色性和方向性。谐振腔内两端装有共轴的反射镜，激励源通过泵捕过程激发工作物质中的原子或分子，产生受激辐射，沿谐振腔轴线辐射出来的光子被反射镜沿轴线反射回来，进一步激发光子的产生，形成雪崩效应式的振荡放大过程。两个反射镜中有一个是部分反射镜，振荡放大的沿轴线方向的光束可通过该部分反射镜释放出来，产生激光束；而遇到另一面全反射镜的光子则被反射回去继续振荡，并再次放大。

二、激光的物理特性及生物学效应

（一）激光的物理特性

有别于普通光源，激光具有以下几个物理特性：

1. **高方向性** 由于谐振腔对光振荡方向的限制，激光只有沿轴腔方向才能将受激辐射振荡放大，所以激光具有很高的方向性。因此，激光可以把光束平行地传播到很远的地方而仍然确保足够的强度。

2. **高单色性** 可见光引起视觉颜色的波长范围即谱线宽度，是衡量光源的单色性好坏的标志，谱线宽度越窄，单色性就越好。自然光的波长范围较宽，如太阳光经棱镜分光后可见到多种颜色组成的光谱带。而激光是由原子受激辐射产生，谱线极窄，因此具有很高的单色性。

3. **高相干性** 相干性分为时间相干性和空间相干性。时间相干性描述光束在传播方向上各点的位相关系，与光源的单色性相关。激光的谱线宽度非常窄，单色性高，因此便具有很高的时间相干性。空间相干性是描述垂直于光束传播方向的波面上各点之间的位相关系，是指光场中不同的空间点在同一时刻的相干性，与其方向性紧密联系。激光的高方向性便决定了其高的空间相干性。激光是一种相干光，每个光子的运动频率、相位、偏振态、传播方向都是相同的，单横膜的激光可以完全相干。

4. **高亮度和易聚焦** 光源的单色亮度是指光源在单位面积、单位频带宽度和单位立体角内发射的光功率。激光的高方向性、单色性等特点，使其能量可以在空间上、时间上更好地聚焦，便有了极高的单色定向亮度。

（二）激光的生物学效应

激光作用于生物组织后产生热、压力、光化和电磁场等的现象，被称为激光的生物学效应。激光的波长、强度和生物组织受照射部位对激光的反射、吸收及热传导特性等因素对其生物学效应均有影响。目前认为激光的生物作用主要体现在以下几个方面：热效应、光效应、电磁场效应、压力与冲击波效应。

1. 热效应 激光的本质是电磁波，若其传播的频率与组织分子等的振动频率相等或相近，就将增强其振动，这种分子振动即产生热的机制，故也称热振动。在一定的条件下作用于组织的激光能量多转变为热能，故热效应是激光对组织作用的重要因素。

分子热运动波长主要表现在红外线波段附近，因此二氧化碳激光器输出的红外激光对组织的热作用很强烈，一定类型和功率的激光照射生物组织时，在几毫秒内可产生$200 \sim 1\,000 ℃$及以上的高温，这是因为，激光特别是聚焦激光能够在微细的光束内集中极大的能量。例如，数十焦耳的红宝石激光聚焦于组织微区，能在数毫秒内使该区产生数百摄氏度的高温，以致破坏该部位的蛋白质，造成烧伤或汽化，而数十焦耳的普通光是根本无此作用的。此外，还发现激光引起的升温，当停止照射后，其下降的速度比任何方式引起的升温下降速度都慢，例如，数十焦耳的红宝石激光引起的升温要下降到原正常温度，需数十分钟。

2. 光效应 生物组织具有一定的着色度，能选择性地吸收$300 \sim 1\,000nm$光谱。生物体内的色素有黑色素和类黑色素、血红蛋白、胡萝卜素、铁质等，其中黑色素对激光能量的吸收最大。还原血红蛋白在556nm，氧合血红蛋白在415nm、542nm、575nm处有清楚的吸收带，胡萝卜素吸收带在480nm处，黑色素和类黑色素在$400 \sim 450nm$波段吸收最强。无论是正常细胞还是肿瘤细胞，在细胞质和细胞间有许多黑色素颗粒，它们吸收激光能量使能量在色素颗粒上积聚而成为一个热源，其能量向周围传导和扩散，从而引起周围组织细胞损伤。

组织细胞成分对激光的透明度是相对的，如朗兹等证明还原型烟酰胺腺嘌呤核酸对波长694.3nm的红宝石激光是透明的，但它能吸收波长为$330 \sim 350nm$的紫外线。当红宝石激光束作用于原型烟酰胺腺嘌呤核酸的浓溶液时，便出现吸收。生物大分子在可见光谱有宽而强的吸收带，因而强激光辐射与生物物质作用时有一定概率的多光子吸收现象。生物分子吸收光子后可被激发，其能量或者转化为热，或者部分以磷光或荧光的形式再辐射出来，或者把能量用以加速化学反应。

激光作用于活组织的光效应大小，除激光本身的各种性能外，组织的着色程度或称感光体（色素）的类型起着重要的作用，互补色或近互补色的作用效果最明显。不同颜色的皮肤、不同颜色的脏器或组织结构，对激光的吸收可有显著差异。组织对于不同波长激光的透过度和吸收度越大，其相应的光效应也就越明显。组织吸收了激光的量子之后可产生光化学反应、光电效应、电子跃迁、激发其他波长的辐射（如荧光）、热能、自由基、细胞超微发光，可造成组织分解和电离，最终影响受照射组织的结构和功能，甚至导致损伤。

3. 电磁场效应 在一般强度的激光作用下，电磁场效应不明显；只有当激光强度极大时，电磁场效应才较明显。将激光聚焦后，焦点上的光能量密度达$106W/cm^2$时，

相当于 $105V/cm^2$ 的电场强度。电磁场效应可引起或改变生物组织分子及原子的量子化运动，可使体内的原子、分子、分子集团等产生激励、振荡、热效应、电离，对生化反应有催化作用，生成自由基，破坏细胞，改变组织的电化学特性等。

激光照射后究竟引起哪一种或哪几种反应，与其频率和剂量有重要的关系，例如，电场强度只有高到 $1\,010V/cm^2$ 以上时，才能形成自由基。用电子自旋共振可测得激光束辐照黑色皮肤和黑瘤等组织所产生的自由基。

由于激光的特殊性质，生物学研究和医学应用中已在多方面采用了激光技术。如利用闪光光解和喇曼光谱研究生物快速反应过程及复杂分子的结构，利用激光刀在外科手术中切剖组织和凝结小血管及神经等。

4. 压力与冲击波效应　普通光的光压是微不足道的，然而聚焦激光束焦点上的能量密度达到 $10MW/cm^2$ 时带来的压力约为 4kPa，这将给生物组织造成相当可观的一次压力作用。当激光束聚焦到 0.2mm 以下的光点时，压力可达 20kPa；用107W巨脉冲红宝石激光照射人体或动物的皮肤标本时，产生的压力实际测定为 17.58MPa。

当激光束照射活组织时，由于单位面积上的压力很大，故活体组织表面的压力传入到组织内部，即组织上辐射的部分激光的能量变为机械压缩波，出现压力梯度。如果激光束压力大到能使照射的组织表面粒子蒸发的程度，则喷出活组织粒子，并导致同喷出的粒子运动方向相反的机械脉冲波（反冲击）——冲击波出现，这种冲击波可使活组织逐层喷出不同数量的粒子，最后形成圆锥形"火山口"状的空陷。

除上述由于强大的辐射压引起的反冲击压而形成的冲击波外，组织的热膨胀也可能产生冲击波。由于在短时间内（毫秒或更短）温度急剧上升，瞬间释放出来的热来不及扩散，因而产生加速的体热膨胀，例如，用 60J 的红宝石激光照射小鼠腹壁，在几毫秒内腹壁形成半圆形突起，此即被照射的皮下组织处产生了爆炸性的体热膨胀。因体热膨胀而在组织内形成的压力以及反冲压，都可产生弹性波向其他部位传播，最初是形成超声波，逐渐因减速而变为声波，进而变为亚声波形式的机械波，最后停止传播。在组织的微腔液体层内，因超声波在传播同时可出现空穴现象，因空穴的积聚可造成明显的组织塌陷现象，有时又可产生数值较大的压缩冲击波，这一系列的反应均可造成损伤。激光热效应影响范围十分局限，而由压力效应引起的组织损伤，则可波及到远离受照区的部位。例如，用红宝石激光照射小鼠头部时，发现头皮轻度损伤，颅骨和大脑硬膜并无损伤，而大脑本身却大面积出血，甚至造成死亡。在强激光束造成的极强的电场中，组织的电致伸缩现象也可产生冲击波和其他弹性波。

三、激光在整形美容外科的应用历程

早在 1917 年，爱因斯坦就预言受激辐射的存在和光放大的可能，继而建立了激光的基本理论。1954 年，Gordon JP 和 Townes CH 根据爱因斯坦的理论制成了受激辐射光放大器，1960 年，Maiman 制成了世界上第一台激光器——红宝石激光，从此，一种完全新颖的光源诞生了。伴着激光生物学作用机制的研究及激光医疗设备研制的迅猛发展，激光在整形美容外科的应用也越来越广泛。到目前而言，激光美容医学的发展可以大致分为以下五个阶段：

（一）20 世纪 60 年代为基础研究阶段

激光美容医学的基本理论研究大部分在 20 世纪 60 年代就完成了。自第一台激光器问世后，被称为"激光医学奠基人"的 Goldman L 等就开始在皮肤上研究了激光与生物组织的相互作用；1961 年有人将红宝石激光试用于对剥离的视网膜进行焊接；1963 年，Goldman L 开始将红宝石激光应用于良性皮肤损害和文身治疗并取得成功，开创了激光医学应用的先河。60 年代中后期还相继研制出氩离子（Ar^+）激光、低功率 CO_2 激光和钕玻璃激光，但临床应用不多。我国在激光器研究的初期走在了世界前列，1961 年，长春光机所研制出我国首台红宝石激光器，1965 年，北京同仁医院开始了红宝石激光视网膜凝固的动物实验，1968 年，上海研制出 Nd：YAG（掺钕钇铝石榴石）激光。

（二）20 世纪 70 年代为临床试用阶段

1970 年，Goldman L 等首次用连续 CO_2 激光治疗基底细胞癌和皮肤血管瘤，由于连续地提供有效的激光功率和能量密度，克服了早期脉冲激光功率低、效率低的缺点，从而掀起了国内外首次激光医疗热潮，连续 CO_2 激光被广泛地用于外科、皮肤科、五官科、妇科、理疗料、针灸科和肿瘤科等，并取得了较满意的效果。20 世纪 70 年代应用于皮肤美容的连续激光还有 Ar^+、Cu 蒸气和 Nd：YAG 等激光。这些连续激光对组织的热损伤属非选择性的，治疗后常伴随皮肤瘢痕色素减退等不良反应，尚达不到良好的美容效果。

（三）20 世纪 80 年代为学科形成阶段

1983 年，Anderson RR 和 Parrish JA 提出了选择性光热作用理论——"光热分离"理论，其含意为根据不同组织的生物学特性，选择合适的波长、能量、脉冲持续时间，以保证对病变组织进行有效治疗之同时，尽量避免对周围的正常组织造成损伤。该理论实现了激光的有效性和安全性的完美统一，是激光医学特别是激光美容医学发展史上的里程碑。

根据选择性光热作用设计的脉冲激光机在 20 世纪 80 年代有很大进步。相继出现了铒激光、准分子激光以及不断完善的 CO_2 激光和脉冲染料激光，激光新技术已经比较成熟地用于研究、诊治疾病和美容治疗，并且已经形成了一支庞大的专业化队伍，这是激光医学学科形成的重要标志之一。

（四）20 世纪 90 年代为发展成熟阶段

从 20 世纪 90 年代起，随着科学的进步和激光技术的发展，医用激光器与电子计算机、纤维内镜、图像分析、摄像录像、荧光光谱、X 线和超声等新技术不断结合，使医用激光器朝着高性能、智能化、微型化及专科化方向发展。新型美容激光机如雨后春笋般涌现，取得了非常显著的成就。

20 世纪 90 年代初期，应用 Q 开关激光治疗色素性疾病如太田痣、文身等已取得了近乎完美的治疗效果；90 年代中后期可变脉宽倍频激光治疗血管性疾病也取得了较好的疗效；与此同时，长脉冲红宝石激光、翠绿宝石激光、Nd：YAG 激光及半导体激光的相继出现也使激光脱毛技术日益发展成熟；此外，高能超脉冲 CO_2 激光和铒激光的问世使激光磨削除皱风靡西方国家（由于色素沉着问题，该技术在黄色人种中未能大量展开），近来还出现了一些无损激光除皱系统，如 CoolTouch、SmoothBeam 及 Nlite 等，应用这些仪器术后反应轻微，临床上也可取得了一定的疗效。20 世纪 90 年代后期，出现了强脉冲光（IPL）技术，因能改善光老化改变而风靡全球。20 世纪 90 年代初期，激光美容术在我国一些大城市逐步开展起来，至 90 年代中后期，美国、以色列、英国、德国及日本等国先进成套的激光美容仪迅速涌进我国，并趋向普及，一些国产的激光美容仪在国内也得到了越来越多的应用。激光美容在整个激光治疗中独占鳌头，且其前景被不断看好。现代激光美容已成为当代医学美容中最具有魅力和远大前途的部分。

（五）21 世纪初为发展与规范阶段

这一时期主要表现为规范激光的临床应用和提出美容激光的标准治疗参数，以及新型设备的出现和新治疗项目的开展。后者主要指点阵式光热作用理论的提出、点阵激光和光电协同设备的出现和临床应用、强脉冲光及射频设备的不断完善和等离子皮肤再生技术的临床试用。

这一阶段最大的发展表现在激光嫩肤和除皱等皮肤重建方面，尤其是为了兼顾剥脱性除皱的客观效果与非剥脱性除皱的快速恢复和安全性，激光皮肤重建近年来的研究及发展方向相对集中于射频（RF）技术、点阵激光（或称像束激光）技术及等离子皮肤再生技术方面，涌现出 E 光（光能和射频的组合）、点阵激光、等离子皮肤再生技术等新型设备，临床效果良好。

首先是射频技术在美容外科的应用。虽然 1999 年 3 月美国 FDA 就批准了 RF 技术用于美容，但 RF 除皱和用于面部年轻化的第一组病例报道于 2002 年。RF 是一种高频交流变化的电磁波，皮肤及皮下组织中的带电粒子在电磁波的作用下进行振荡摩擦而产热，达到一定温度后真皮胶原纤维会发生即刻收缩和变性，并继发持续的胶原新生和重塑，其原理和非剥脱性除皱相似。由于疗效令人满意，不良反应较少，RF 技术陆续被批准用于改善眶周、全面部及全身皮肤的皱纹和松弛。此后，RF 技术与 IPL 或激光技术相结合，称为 E 光技术，它发挥了射频（电能）和光疗（光能）两者的优势，增强了 RF 的疗效，减少了激光或 IPL 的并发症。

其次是点阵激光技术的出现和迅速发展。2003 年点阵式光热作用，或称局灶光热作用、像素光热作用理论提出，2004 年大量的非剥脱性点阵激光开始陆续出现，2006 年剥脱性点阵激光也陆续问世。点阵激光器的大力发展和在临床上的广泛应用显示出较好的治疗效果。鉴于点阵激光在面部年轻化尤其在皮肤质地改善上的客观效果，以及在各肤色人种临床应用中的安全性，国内已有人提出将其作为目前激光除皱的一线治疗方法。

等离子皮肤再生技术是继承了剥脱性激光除皱的优良效果，同时又克服了创伤和并发症方面的缺陷而开发的新的治疗模式，性质上属于可精确控制的微创剥脱性治疗。PSR 的工作机制是将氮气用超高 RF 产生的电场激发，振动后获得能量，并分解为单态氮，最终离子化为等离子状态，衰变后释放出特殊的黄光，其能量直接作用于皮肤进行治疗。皮肤被急速加热后，坏死的表皮如同生物敷料完整附着，这有利于表皮和角质层的快速新生和胶原形成。该治疗方法适用于面部、颈部、胸部和手部皮肤的色素沉着、松弛、皱纹、痤疮瘢痕、陈旧性瘢痕的改善，治疗痛苦小，恢复快，术后并发症少。但目前亚洲人使用该治疗方法的报道和经验还极少。

从激光美容医学的发展历史来看，激光美容医学朝着疗效显著、并发症少的方向逐步发展和完善，主要表现在激光美容医学理论研究的不断深入和扩展，以及新型高效性和高安全性设备的研制和问世。但即便在激光美容医学高度发展的今天，在临床上仍然经常出现各种各样的、不同程度的并发症和不良反应，如色素改变（色素减退或色素沉着）、瘢痕形成、感染、水疱形成、紫癜、结痂、疼痛，以及一些相对少见的并发症。相信随着激光技术的不断发展，这些临床问题总会得到逐步解决。

四、临床主要的激光类型及其临床应用

临床上使用的激光一般可以大致分为以下 3 种类型：

（一）连续式激光

激光的能量连续输出，这类激光对治疗靶的选择性不强，主要包括：二氧化碳激光、氩离子激光、氦氖激光等。

1. 二氧化碳激光（连续式）

技术参数：波长为 10 600nm，功率一般为 10~50W。

作用原理：二氧化碳激光波长位于中红外区，主要作用靶为水分子，可导致皮肤组织温度显著升高，产生凝固、炭化、汽化等生物学效应，在临床上起到烧灼、切割等作用。

适应证：在临床上，二氧化碳激光主要用于去除浅表皮肤良性赘生物及肿瘤，包括寻常疣、尖锐湿疣、脂溢性角化病、色素痣、皮赘、皮角、角化棘皮瘤、化脓性肉芽肿等，有时也用于 Bowen 病、基底细胞癌、鳞状细胞癌等肿瘤的治疗。二氧化碳激光经扩束后，可作为低功率激光照射，用于治疗皮肤溃疡、皮肤瘙痒症、冷性多形红斑及冻疮等。

2. 氦氖激光

技术参数：波长为 632.8nm，输出功率一般为 10~40mW。

作用原理：氦氖激光具有以下几方面的作用：①改善皮肤微循环，加强新陈代谢，促进组织结构与功能的恢复；②加快吸收，减轻充血和水肿等炎症反应；③调节免疫功能；④加速致痛化学介质（如氨类物质）的吸收，起到镇痛作用。

适应证：皮肤溃疡、斑秃、带状疱疹及后遗痛、毛囊炎等。

禁忌证：光敏性疾病、恶性肿瘤、急性感染等。

3. 掺钕钇铝石榴石（Nd：YAG）激光（连续式）

技术参数：波长为 1 064nm，功率一般为 10~80W。

作用原理：Nd：YAG 激光输出波长位于近红外区，在皮肤组织中主要产生热效应，导致皮肤组织气化、炭化、凝固。该波长在皮肤组织中穿透深、凝固作用强、热损伤范围较大。

适应证：Nd：YAG 激光主要用于治疗血管增生性损害，如海绵状血管瘤、淋巴血管瘤、血管角皮瘤、化脓性肉芽肿、血管内皮瘤、木村病等，还可用于寻常疣、跖疣的治疗。

4. 掺铟砷化镓半导体激光

技术参数：波长为 980nm，功率一般为 10~30W，是一种大功率半导体激光。

作用原理：与 Nd：YAG 激光类似，在皮肤组织中主要产生热效应，导致皮肤组织气化、炭化、凝固。该激光在皮肤组织中的穿透深度、凝固作用、热损伤范围均较大。

适应证：与 Na：YAG 激光基本相同，主要用于治疗血管增生性皮肤疾病，如海绵状血管瘤、淋巴血管瘤、血管角皮瘤、化脓性肉芽肿、血管内皮瘤、木村病等。

5. 低功率半导体激光

技术参数：低功率半导体激光通常以砷化镓和砷化铝镓作为工作物质，可有多个波长，范围为 490~980nm，目前常用 830nm 的波长，功率为 1~500mW。

作用原理：与氦氖激光接近，主要具有改善微循环、抗炎症、调节免疫功能、镇痛等效应。具有较强的组织穿透能力。

适应证：主要用于治疗皮肤溃疡、斑秃、带状疱疹及后遗痛、毛囊炎等，与氦氖激光类似。

禁忌证：光敏性疾病、恶性肿瘤、急性感染等。

6. 氩激光

技术参数：波长为 488nm 及 514.5nm，输出功率为 0.5~2.5W。

作用原理：该波长可为血红蛋白及黑素较好吸收，在皮肤组织上作用于浅表。

适应证：氩激光较多用于浅表血管增生性皮肤病的治疗，如毛细血管扩张、酒渣鼻等；有时也可用于治疗雀斑、咖啡斑、脂溢性角化病等浅表性色素增生性皮肤病。术后可有瘢痕形成、色素沉着、色素减退等不良反应。

（二）准连续激光

这类激光的能量以脉冲形式输出，但输出的脉冲频率非常高，在皮肤组织上的生物学效应和实际临床效果都与连续式激光没有显著差异，所以称为准连续激光。两者基本上是等同的，有时在分类上也归为一类。与连续式激光一样，准连续激光对治疗靶的选择性也不强。主要的准连续激光包括：铜蒸气激光、氪激光、磷酸钛钾盐激光（KTP）等。

1. 铜蒸气激光和溴化亚铜激光

技术参数：输出的为混合光，包括 510.4nm（绿光）及 578.2nm（黄光）两种波长，绿黄光的比例大致为 2：1，功率为 1~6W。

治疗原理：578.2nm 波长的黄光位于氧合血红蛋白的吸收峰附近，能为后者较多吸收；而 510.4nm 波长的绿光可为血红蛋白及黑素吸收，这一点与氪激光类似。

适应证：主要用于血管增生性皮肤病的治疗，如鲜红斑痣、毛细血管扩张、酒渣鼻、蜘蛛痣等；此外，该激光有时亦用于浅表色素增生性皮肤病的治疗。术后可有色素减退、瘢痕等不良反应。值得一提的是，铜蒸气激光还可作为光动力学疗法的光源治疗鲜红斑痣，具有较好的临床效果。

2. 磷酸钛钾盐激光（KTP 激光）

技术参数：波长为 532nm，功率为 1~20W。

治疗原理：该波长可被血红蛋白和黑色素吸收。

适应证：该激光主要用于治疗一些血管增生性皮肤病，如毛细血管扩张、酒渣鼻（毛细血管扩张型）、小静脉曲张等。术后色素减退较多见，瘢痕形成的比例小于连续式二氧化碳激光。KTP激光也可作为光动力学疗法的光源治疗鲜红斑痣。

（三）短脉冲激光

激光的能量以短脉冲方式输出，脉宽很短，一般在纳秒与毫秒级。这类激光以选择性光热作用理论为基础，对作用靶具有高度选择性，而对周围正常组织则无明显损伤，从而可达到无创伤治疗的理想效果。短脉冲激光的代表包括：调Q紫翠玉激光、调Q红宝石激光、调QNd：YAG激光、脉冲染料激光、调Q铒激光、超短脉冲二氧化碳激光、调Q半导体激光等。强脉冲光的作用机制和方式均与短脉冲激光相近。

1. 紫翠玉激光

技术参数：波长为755nm，调Q模式下脉宽为50~100ns，长脉宽模式下脉宽可达到毫秒级。

作用原理：该激光基于选择性光热作用原理，其作用靶为成熟黑色素小体，进而破坏这些黑色素小体所在的黑色素细胞。由于脉宽短于黑素小体的热弛豫时间（TRT），故对周围正常组织无明显损伤。此外，紫翠玉激光可穿透至真皮，故可治疗真皮色素增生性皮肤病。

适应证：调Q模式下，适应证主要为各种表皮及真皮色素增生性皮肤病，前者包括雀斑、咖啡斑、脂溢性角化病、雀斑样痣、Becker痣等，后者包括太田痣、获得性太田痣样斑、文身、异物文身等。紫翠玉激光具有无创伤治疗的理想效果，术后基本无瘢痕形成。在长脉宽模式下，紫翠玉激光主要用于脱毛。

2. 红宝石激光

技术参数：波长为694.3nm，调Q模式下脉宽为20~40ns，长脉宽模式下脉宽在毫秒级。

治疗原理：与紫翠玉激光基本相同，也是基于选择性光热作用原理，黑色素对该波长的吸收较强，而来自氧合血红蛋白的竞争性吸收很小。

适应证：与紫翠玉激光基本一致，暂时性色素减退的发生率略高一些。长脉宽模式主要用于脱毛。

3. 脉冲掺钕钇铝石榴石（Nd：YAG）激光

技术参数：波长为1 064nm，调Q模式下脉宽为5~40ns，长脉宽模式下脉宽可达到毫秒级。

作用原理：亦基于选择性光热作用原理，该激光波长长和穿透深是其特点。

适应证：主要治疗各种真皮色素增生性皮肤病，如太田痣、获得性太田痣样斑、文身等，基本无瘢痕形成。长脉宽模式主要用于治疗草莓状血管瘤、鲜红斑痣、毛细血管扩张等血管增生性皮肤病，还可用于脱毛、除皱及紧肤。

4. 调Q掺钕钇铝石榴石倍频532nm激光

技术参数：波长为532nm，该波长系掺钕钇铝石榴石激光（波长1 064nm）经特殊晶体倍频后所得，调Q模式下脉宽一般为4~10ms，长脉宽模式下脉宽为2~50ms可变（可变脉宽）。

作用原理：基于选择性光热作用原理，氧合血红蛋白及黑色素对该波长都有较好的吸收作用。

适应证：临床上主要用于治疗浅表色素增生性皮肤疾病，如雀斑、咖啡斑等，对于红色文身亦有较好效果，术后一般无瘢痕形成。长脉宽模式可治疗血管增生性皮肤病，如鲜红斑痣、毛细血管扩张、酒渣鼻（毛细血管扩张型）等。

5. 脉冲染料激光

技术参数：该系统染料激光系有 585nm 及 595nm 两种波长，前者脉宽为 300～450μs，后者脉宽在 0.5～40ms 可调节。

治疗原理：基于选择性光热作用原理。两种波长均可被氧合血红蛋白较好地吸收，且可穿透至真皮。激光能量为氧合血红蛋白吸收后，通过热效应使血红蛋白及血管壁凝固，从而封闭血管。相对而言，氧合血红蛋白对 585nm 的波长吸收更强，而 595nm 的波长穿透更深。

适应证：临床上主要用于治疗血管增生性皮肤病，如鲜红斑痣、毛细血管扩张、血管角皮瘤、酒渣鼻（毛细血管损害型）、蜘蛛痣，此外尚可用于治疗扁平疣、跖疣、肥厚性瘢痕等。该激光术后一般无瘢痕形成。

6. 调 Q 铒激光

技术参数：波长为 2 940nm，脉宽一般为 300μs。

治疗原理：基于选择性光热作用原理。该激光波长位于水的吸收峰附近，故以组织中的水分子为作用靶，可将皮肤组织消融、气化，且其脉宽短于皮肤组织热弛时间，大大减少了治疗靶周围正常组织的热损伤，可以更精确地控制治疗深度。

适应证：铒激光的适应证主要包括 3 种类型：①良性浅表皮肤肿瘤及赘生物（如汗管瘤、毛发上皮瘤、睑黄瘤、色素痣、脂溢性角化病等）；②萎缩性或凹陷性瘢痕；③除皱。铒激光具有较好的临床效果，不良反应也较少。

7. 短脉冲二氧化碳激光

技术参数：波长为 10 600nm，脉宽一般为 1～1 000ms。

治疗原理：与调 Q 铒激光相近。

适应证：与调 Q 铒激光基本相同。

8. 810nm 半导体激光

技术参数：波长为 810nm，脉宽一般为 5～400ms 可调节。

作用原理：该波长能为毛囊中的成熟黑素所吸收，进而通过热损伤破坏毛囊。一般对生长期的毛囊作用更强。较长的脉宽更有利于深肤色人群的治疗。

适应证：在临床上主要用于脱毛，疗效好，作用持久。此外，还可用于毛痣、假性毛囊炎及一些色素增生性皮肤病的治疗。

9. 1 450nm 半导体激光

技术参数：波长为 1 450nm，脉宽一般为 210ms。

作用原理：可选择性地损伤皮脂腺，并通过热效应刺激胶原纤维增生。

适应证：临床上主要用于中重度痤疮、毛囊炎及皮脂腺增生等的治疗；此外还可用于改善萎缩性瘢痕及细小皱纹。本方法疗效较好，不良反应少。

10. 准分子激光

技术参数：波长为 308nm，单个脉冲能量为 50~3 300mJ。

作用原理：可促进黑色素合成及黑色素细胞增生；并诱导细胞凋亡，具有免疫调节作用。

适应证：临床上主要用于治疗白癜风及银屑病，具有良好的疗效。此外，还可用于斑秃、扁平苔藓、湿疹等皮肤病的治疗。

11. 1 550nm/1 535nm 半导体激光

技术参数：该激光是一种局灶性皮肤磨削系统，波长为 1 550nm 或 1 535nm，脉冲能量为 4.5~40mJ，微孔直径 50~200μm，可在的 1cm^2 面积上打出多达 6 400 个微孔，故又称"点阵激光"或"像素激光"。

作用原理：该激光作用基于局灶性光热作用原理，可以在皮肤上打出直径仅 50~200μm 的微孔，孔间为正常皮肤。这些微孔损伤部分真皮组织，激发皮肤修复机制，使真皮产生更多新的胶原并重组，起到除皱嫩肤效果。由于微孔非常小，又为正常皮肤所包围，故愈合迅速，一般不留瘢痕。

适应证：主要用于光老化、除皱嫩肤、凹陷性瘢痕，有时也可用于黄褐斑的治疗。

禁忌证：瘢痕体质、易产生色素沉着或异常者、精神病患者、活动期白癜风和银屑病者、治疗区域有活动性感染者禁用。

说明：铒激光与超短脉冲二氧化碳激光均可以"点阵激光"形式输出能量，从而产生局灶性光热作用。

12. 强脉冲光

技术参数：强脉冲光与激光不同，是一种非相干光，其波长范围一般为 515~1 200nm，可根据不同的适应证采用不同的滤光片，以获得所需的波段。强脉冲光可包括 1~3 个子脉冲，子脉冲的脉宽与子脉冲间的脉冲延迟均可调节，一般在毫秒级。

作用原理：强脉冲光系宽谱光，可为血红蛋白及黑色素所吸收；此外还可通过热效应刺激胶原纤维的合成，达到除皱嫩肤的目的。

适应证：适应证范围广，术后反应轻是强脉冲光的作用特点。主要适应证包括浅表色素增生性皮肤病（如雀斑、脂溢性角化病、黄褐斑等）、血管增生性皮肤病（如鲜红斑痣、毛细血管扩张、酒渣鼻等）和除皱嫩肤等。此外，还可用于脱毛。

13. 射频

技术参数：射频是电磁波谱中一个非常重要的组成部分，其电磁波频率范围很宽，可以在数百千赫到数百兆赫的范围内，以 Lumenis 公司的 Aluma 射频为例，其工作频率为 468kHz。射频治疗仪一般分为单极射频与双极射频。

作用原理：射频可将皮肤组织中电场的电极极性迅速地反复改变，从而产生热效应，一方面使胶原纤维遇热收缩，另一方面促进胶原纤维的增生，这两方面的主要功能都是起到除皱紧肤的作用。

适应证：主要用于治疗皮肤松弛以及轻中度的皱纹，如眼角皱纹、口周皱纹、颈部松弛、腹壁松弛等。此外，还可与 810nm 半导体激光或强脉冲光联合应用，以增强除皱紧肤及脱毛的效果。

五、激光治疗中的操作规范及管理

激光治疗是一把"双刃剑",运用得好可以造福人类,运用不当便会对人体带来永久性伤害,因此严格遵循质控要求和有关的规章制度在激光应用方面便有着非常重要的意义。

(一) 激光器的分级

激光器按其对人体的危害,可分为 4 级,这主要是参照美国辐射卫生局制定的标准。

Ⅰ级激光器:在通常操作的情况下,这一级激光器对人体无辐射危害,因而可以免除控制措施,也不必使用警示标志。

Ⅱ级激光器:又称为低功率激光器。在使用时,只要仔细操作即可,一般不需要特别的安全防护措施,但是在机器的外罩上要使用警示标志。

Ⅲ级激光器:又称为中功率激光器,其中Ⅲ-A 类型对人体有低度危险性,Ⅲ-B 类型对人体有中度危险性。由于本级激光器对人体可造成直接的危害,因此必须采取防护措施,严禁直视激光束,同时尽可能减少激光反射。机器的外罩上应使用警示标志。

Ⅳ级激光器:此类激光器输出功率高,对人体具有高度危险性。因此必须采取严格的防护措施,并使用警示标志。同对激光器最好安放于单独的房间内,实行远距离操作。

(二) 激光室的安全设置

(1) 激光治疗室必须有排气设备。

(2) 激光治疗室的门上应有激光安全的警告标志。

(3) 激光治疗室应定期清洁或消毒,手术器械也要定期消毒。

(4) 激光治疗室要有充分的照明、通风条件,尽量减少能形成漫反射的物质。

(5) 二氧化碳激光、铒激光等治疗时易产生烟尘,安放这些设备的手术室要安装吸烟尘装置。

(6) 病史资料及各种物品应由专人负责管理。

(7) 室内禁用激光可点燃的挥发性试剂或消毒剂。

(三) 治疗室内设备的安全使用

(1) 只允许经过专业的培训人员操作。

(2) 所使用的设备应具有齐备的产品合格证和生产许可证,不得使用三无产品。

(3) 设备的开启、操作、关闭要遵循产品说明书的规定和要求。进行治疗前要确认设备的各项功能(尤其是冷却功能)均运行正常。

(4) 激光设备应有专人负责管理,激光束不要照射在金属面上。

(5) 设备应定期维护、保养,定期检测功率等参数。

(6) 电源要经常检查维修。

(四) 对操作人员的要求

(1) 激光从业医技人员必须具备相关执业资格。

(2) 从事皮肤激光治疗的医师,应有一定的皮肤科临床经验。

（3）从事皮肤激光治疗的医师均应经过正规培训，掌握激光的基本知识、激光的技术参数和操作方法。

（4）从业人员应定期接受培训和再教育。

（五）操作规程

（1）与患者及其家属进行术前谈话，告知激光手术可能的风险及术后注意事项，使患者的期望值达到合理水平，患者术前均应签署知情同意书。

（2）按常规进行术前准备，根据需要清洁手术区、常规消毒，必要时还应予以局部麻醉和表面麻醉。麻醉剂的使用应遵循安全、规范的原则。

（3）根据对患者的诊断，选择合适的激光器和激光参数进行治疗。治疗时，对周围正常皮肤要给予妥善防护，工作人员应佩戴防护目镜以保护眼部。

（4）治疗完毕后，根据需要在创面上外用保护剂，以预防感染。

（5）术后应避免感染，可外用或口服抗生素，治疗区应避免搔抓，避免剧烈运动。美容激光或光子嫩肤术后应避免日晒。

（6）患者术后如有意外情况，应尽早与医师联系并复诊。

（六）人员的安全防护

（1）Ⅱ～Ⅳ级激光器应贴有警示标志。

（2）治疗时应防止无关人员进入或逗留现场。

（3）激光治疗时应有充分的照明，以使瞳孔缩小，从而保护眼睛；同时严禁直视激光束。

（4）工作人员在治疗时应根据治疗激光的波长，佩戴专用的防护目镜；患者需用黑色眼罩或浸湿的纱布覆盖眼睛。

（5）治疗时要注意保护治疗区外的正常皮肤；操作人员应穿长袖工作服，操作时激光头对准治疗区，不可随便转动方向。

（6）加强激光安全及防护方面的宣教。

六、激光整形美容治疗的重要原则及禁忌证

（一）激光整形美容治疗的重要原则

激光整形美容治疗受时间、地区、设备等诸多因素的影响，与理论的形成及实践经验、思维方法等密切相关，所以治疗主张的某些分歧在所难免，但总的治疗原则基本相同。

1. "激光治疗标准个体化"的原则　在各种激光用于皮肤整形美容的各种治疗过程中，虽然有各种治疗原则可供参考，但要特别注意每一个个体的具体情况，就是说既要强调大的标准也强调小的标准。大的标准是普遍的标准，是一个安全标准，可作为群体的衡量，有统计学意义；小的标准是一个特殊的标准，是一个疗效标准，可作为某一特定个体的治疗参照（不同个体的不同治疗参数可相差几倍），是真正的治疗标准。所以在此特别提出"激光治疗标准个体化"是激光整形美容治疗中的一个重要原则，是不断总结临床的过程。如此才能确立"激光治疗"的个体标准。

2. "激光生物学指标"应作为激光治疗的重要标准　激光临床应用过程中不同的

类型、不同波长的激光、不同的病种、不同的个体，即使是同一病种同一个体的不同部位或相同部位的不同治疗阶段，所用激光治疗的各种参数及配置均不相同。所以，临床上实际治疗中要以激光生物学指标作为主要治疗标准，而物理学指标仅有记录、参考和比较的价值，因此如何确立激光生物学标准，这是激光皮肤整形美容治疗中需要不断总结的另一个重要原则。

（二）激光整形美容治疗的禁忌证

激光与光子治疗虽然安全可靠，但是在一定的特殊情况下也有可能出现风险，如果在治疗前了解清楚情况就可能避免其发生。以下总结大部分激光治疗的相对禁忌证，提醒医师要特别注意对以下患者进行治疗的风险，谨慎评价和衡量治疗对患者的风险及疗效，从而选择合理的方法进行治疗。

（1）拒绝签订知情同意书的患者或未满18周岁而家属反对其治疗的患者。

（2）对治疗期望值过高、过分挑剔的患者。

（3）拒绝进行术前照相的患者。

（4）有瘢痕体质、色素异常体质或精神类特殊体质的患者。

（5）妊娠或哺乳期女性。

（6）严重的系统性疾病或免疫性疾病患者。

（7）光敏性皮肤病、系统性红斑狼疮、卟啉病患者或服用维甲酸、磺胺类等光敏性药物者。

（8）有凝血功能障碍或使用抗凝药物者。

（9）活动期白癜风和银屑病、天疱疮等疾病患者。

（10）术区或其周围有活动性感染或皮肤肿瘤的患者。

（11）治疗前1个月内有日光暴晒史或人工晒黑史的患者。

（12）皮肤类型在Ⅵ型以上的患者。

（13）有恶性黑色素瘤病史而要求去痣治疗的患者。

七、激光整形美容治疗的注意事项

（一）激光整形美容治疗常见疾病时的注意事项

（1）激光治疗皮肤血管性疾病时冷却和局部压迫至关重要。冷却可以减轻激光对正常组织细胞的损伤，从而减少并发症；压迫可以排除血管瘤体内过多的血液，减少血细胞凝固的数量，同时可使组织层次变浅，有利于深层病变的治疗。正确地使用冷却，不仅可以减少黑色素吸收热能，避免表皮损伤、结痂，同时皮肤冷却后对疼痛不敏感，有辅助麻醉的效果，更重要的是冷却后可使术后皮肤色素沉着明显减少，效果更好。

（2）激光治疗皮肤色素性疾病如太田痣等一般可取得较好的效果。色素痣在临床上非常多见，但其激光治疗事实上十分困难，有时反复多次治疗不能根除，特别要注意的是色素痣激光治疗后确实有恶变的情况出现，千万不要掉以轻心，因此对色素痣要注意鉴别诊断。

（3）激光洗眉时常可以出现洗眉变色的问题。如黑色文眉洗除时可变成黄色或棕红色，原因是个别文饰药液不纯或是自行生产、未经检测的品牌，其中含有铁、铬、汞离子等成分，激光治疗时可产生化学反应而出现变色。对于新产生的颜色可用相应的激光洗除，但有相当数量的病例不能彻底洗除干净。

（4）激光脱毛时的常见并发症是色素沉着及色素脱失。所以在治疗时局部冷却和压迫同样是非常重要的。冷却后可降低皮肤色素细胞的损害程度，减少色素沉着或脱失的可能；表皮黑色素对光的吸收也会影响到达毛囊的光通量，减少激光对毛囊的作用效果；局部皮肤冷却后可减少激光的热损伤，并同样有辅助麻醉的效果。

（二）激光整形美容治疗术后的相关治疗原则及注意事项

（1）治疗术后4h以内，治疗上应以"积极抗炎、预防感染、促进修复"为主。术后炎症主要表现为术区的红、肿、热、痛反应，一般在术后24h内消失。为了减轻炎症反应造成的不适感，一般会在术后即刻使用冷敷面膜或冰袋进行冷敷30min左右来减轻炎症。如果炎症反应较重可以在医生指导下外用弱效激素软膏、口服糖皮质激素或非甾体类抗炎药等。减轻术后早期的炎症反应不但可以减轻术后不适感，同时还具有减轻炎症后色素沉着的可能。因此术后近期应积极减轻炎症反应。

正常情况下，皮肤的皮脂膜具有很强的防御功能，但激光美容术后4h内，接受手术的皮肤部分自身防御机制还没有重新形成。因此这4h是危险期，很容易产生感染，一定要避免进入有可能造成污染的环境。另外需要在创面处外用抗生素软膏（如金霉素或红霉素眼膏等），这些可以有效预防感染的发生。外用抗生素可以在术后3d内连续使用。

激光美容术后皮肤代谢会加快，需要的水量比较多，因此应多喝水保持湿度。同时由于皮肤正常的皮脂膜结构遭到破坏，皮肤的透皮水丢失增加。为了帮助皮肤尽快恢复正常结构功能，使用具有生长因子（如表皮生长因子、成纤维细胞生长因子等）、胶原蛋白等成分的医用级别无菌面膜非常必要。这类面膜具有保湿功能同时可以促进创面的愈合。不过需要提醒的是，术后使用护肤膜必须是医用级别护肤膜，这类护肤膜一般是按照药品生产安全级别生产，经过严格的细菌检测及刺激性检测等相关临床试验。而市面上的那些没有经过严格的检测、用于日常护理的护肤膜千万不要乱用，以防止感染及接触性皮炎的发生。曾经我们就接诊过这种病例，患者在点阵激光术后，因使用在超市内购买的日常护肤面膜用于激光术后修复，造成严重的接触性皮炎及感染。

（2）治疗术后4~72h，治疗以"清洁，保湿、预防感染、促进修复"为主。激光美容后不能像往常那样清洁皮肤，一般来说，术后4h内不能进行皮肤清洁。而术后皮肤要重新形成自己的保护机制，需要4h。而这个保护膜是在应激情况下形成的，只能起到最基本的保护作用。因此，一般在72h内是不能进行普通的清洁的。如若有清洁皮肤的需要，可以用清洁膜贴在皮肤上吸取脏污。术后72h才可以进行清洁工作，但在洁肤用品上的选择上，建议最好不要使用常规的洁肤用品，最好在医生的建议下，选择不含添加剂等可能产生刺激的医学护肤品。严禁使用去油、磨砂、果酸、深层净化等功能的洗面乳。这时候的皮肤屏障功能仍然没有恢复，需要每天使用外用抗生素、生长因子、保湿膜。

（3）治疗术后第3~6天，治疗上以"基础护肤，避免刺激"为主。这段时间可以适当使用一些滋润产品。若想激光手术后的皮肤恢复过程中不过多地受到外来的刺激，最好仅使用养护修复性的、治疗性的护肤品和霜剂等，而美白、抗氧化等具有一定功效性的护肤品，可能存在着药理成分，对刚重新长出的娇嫩肌肤容易产生刺激，这些刺激很可能会造成皮肤的过敏反应。除了会让皮肤变红外，如果引起炎症，还可能会引发色素沉着，使肤色变暗或者重新形成色斑，得不偿失。值得一提的是，尽管胶原蛋白有助于恢复皮肤弹性，重新焕发光彩，但不代表激光术后使用就一定有益无害。有少量人群对胶原蛋白有过敏反应，应谨慎使用。

（4）治疗结束 6d 以后，皮肤屏障功能逐渐恢复正常，日常的清洁、保湿可以逐渐恢复正常。日常护肤品最好使用医生推荐的激光术后日常护理产品，这些产品刺激性较低，能够较好地避免出现激光术后皮肤敏感的现象。为避免术后色素沉着产生，术后一定要做好防晒工作，如外出戴太阳帽、打防紫外线的遮阳伞；选用适当防晒系数的防晒霜，UVB 防晒指数（SPF）>20、UVA 防护系数（PA）>++，应 2~3h 补涂 1 次。即便一整天待在室内，也是要涂抹防晒霜的。因为室内日光灯管也会发射紫外线，在室内停留 10h 接收的紫外线强度等同于室外 1h。正确涂抹防晒的方法是，将黄豆粒或花生仁大小的防晒霜置于掌心，在掌心里画圈涂匀再轻拍于面部，这样可避免防晒霜堵塞毛孔。

第二章　色素性皮肤病的激光治疗

太田痣

太田痣又称眼上腭褐青色痣、眼真皮黑色素细胞增多症，1938年由太田医生首先报道，故命名"太田痣"。太田痣是一种波及巩膜及同侧面部沿三叉神经眼支、上颌支走行部位的灰蓝色斑片损害，好发于有色人种，如东方人及黑人。女性多见。发病年龄在婴儿期及青春期有两个峰段，其中1岁以内发病率占61.35%。

一、病因及发病机制

太田痣可能与遗传有关，属常染色体显性遗传，是指在胚胎发育期间，黑色素细胞由神经嵴向表皮移行时，由于某种原因未能通过表皮、真皮交界，停留在真皮内而形成的病变。而有的研究认为可能不是黑色素细胞的残留，而是一种与蓝痣类似的错构瘤或痣样损害。

二、临床表现

太田痣多发于颜面一侧，5%~10%的患者发于两侧颜面，损害通常分布于三叉神经第一、第二支所支配的部位，即上下眼睑、眶周、颧部、颞部、前额及鼻部。约有2/3的患者同侧巩膜蓝染，少数患者上腭及颊黏膜也可受累，皮损通常为斑状，其中偶有结节，可为褐、青灰、蓝、黑等色。斑片着色不均匀，呈斑点状或网状，界限不清楚。一般褐色沉着多为网状或地图状，而蓝色色素沉着较为弥漫，色斑颜色常随年龄的增长而加深。

50%的色素斑是先天性的，其余出现在10岁之后，偶有晚发或妊娠时出现，少数患者可伴发伊藤痣、持久性蒙古斑或鲜红斑痣。太田痣极少恶变。

三、病理学特征

黑色素细胞一般位于真皮中层，可累及真皮上层或皮下组织。黑色素细胞数目较多，在病变的隆起处更多，胞体伸长，呈梭形，散在分布于真皮胶原纤维之间。少数病变中可见噬黑色素细胞。病变累及眼部者，除皮肤组织外，其他组织包括深部的骨膜，亦可见黑色素细胞浸润。

四、诊断与鉴别诊断

根据色素的颜色、分布及累及眼等特点，可以做出诊断。需与蒙古斑、蓝痣等鉴别。

（1）蒙古斑出生即有，能自然消退。且不波及到眼和黏膜。组织中真皮内黑色素细胞数量较少，位置较深。

（2）蓝痣为蓝黑色的丘疹或小结节，好发于手足背及面部、臀部，组织中黑色素细胞聚集成团。

五、治疗

太田痣的色素异常持续终生，并且色素随年龄的增加而加重，特别是青春期后。太田痣是真皮黑色素增多症，因此传统的化学剥脱术，磨削术、植皮术、冷冻、连续式激光等由表皮破坏至真皮的治疗方式不但难以彻底清除真皮的黑色素细胞，而且会造成表皮皮损及周围正常组织不可逆的损伤，如瘢痕、持久性色素异常等不良反应。如今调 Q 激光的应用，不但可以完全治愈太田痣，而且对表皮组织无创伤。

Q 开关激光能有效地穿透表皮到达真皮深层的色素团，利用激光的爆破效应，黑色素在瞬间吸收了强能量的激光后，迅速膨胀、破裂而形成细小的碎片，在其后的炎症反应中，色素颗粒被巨噬细胞吞噬，经酸性水解酶降解或通过淋巴系统代谢掉。

调 Q 激光的脉冲时间短于皮肤的热弛豫时间，不发生热弥散，激光产生的热量来不及传输到周围正常组织和表皮，色素颗粒被清除的同时，正常组织结构、细胞框架保持完整并很快修复，因此虽多次治疗也不会产生瘢痕，可取得良好的治疗效果。

（一）Q 开关红宝石激光

波长 694nm，脉宽 20~40ns，峰值功率在 10mW 以上。它对黑色素的吸收性好且穿透力强，可用来治疗各种内源性或外源性的色素性疾病。而且血红蛋白在这个波长时的吸收明显减少，形成一个低谷，因此它引起紫癜或出血的风险较其他激光相对较低。但表皮黑色素对它也存在明显的吸收，从而增加了深色皮肤发生色素减退的风险。它在调 Q 激光中较早用于太田痣的治疗。激光仪的治疗操作步骤：

1. 术前注意事项

（1）术前 1 周内建议尽量不要涂抹粉底类化妆品。

（2）治疗前注意防晒，以防日晒斑的出现。如果日晒斑已经出现，需先行治疗日晒斑，待其消退后再行激光治疗。

（3）面部皮肤本身有炎症者，要先给予控制其面部炎症。

2. 术前清洁面部　治疗前首先要进行皮肤清洁，治疗区常用新洁尔灭进行皮肤消毒，待皮肤干燥后再进行治疗。不可用碘伏消毒皮肤，因为它会造成刺激性皮炎，外用后难以清洗干净，可能影响激光的吸收。

3. 表面麻醉/全身麻醉　皮损面积小，疼痛可耐受者无须麻醉，也可在治疗区使用复方利多卡因软膏进行封涂约 60min 后再行激光治疗，这样疼痛感可减轻约 50%。如皮损面积较大或者对疼痛较敏感或患者年龄较小，治疗时可能不予配合者，可考虑在麻醉下治疗。小儿或成人的小面积皮损可以使用局部浸润麻醉或阻滞麻醉，小儿的大面积皮损可选用全身麻醉。

对于半侧颜面部的大范围太田痣，可以使用下列神经阻滞麻醉：①眶下神经；②颧神经；③滑车上神经；④眶上神经。面颊部中外侧和上眼睑部位建议使用浸润麻醉。在做眼睑周围的激光照射时，眼内需要滴入表面麻醉药后佩戴金属角膜保护罩，以防止激光伤及角膜。局部浸润麻醉使用 27 号针头，注入 1% 的含有肾上腺素的利多卡因，尽量缓慢地注射，每次进针点最好是在前一针浸润麻醉出现效果的部位，以减少疼痛。

4. 眼的保护　操作者应佩戴专用护目镜。对患者在眼周做局部麻醉时，要注意针头不要扎入过深而伤及眼球。可以先让患者佩戴角膜保护罩或角膜保护板，再做麻醉注射。

5. 术中治疗反应　治疗的光斑直径 3~7nm，参考能量密度为 4~8J/cm²，以照射部位出现即刻皮肤发白为好，皮肤灰白变之后可发生轻度水肿、充血，但不应有水疱形成。颜色较深的部位能量密度调低 0.5~1J/cm² 比较好。激光照射到刚好皮肤发白的程度，和下一个发射光斑之间稍微空开一点时间间隔，一个光斑一个光斑地照射，光斑之间要有 20%~40% 的重叠。通常 5 次以上。

6. 术后术区的处理　治疗后皮肤会有明显的肿胀，即刻给予冰敷 20min，然后使用凡士林软膏和不粘纱布外用，保持局部的湿润环境 7~10d。激光治疗后术区可能会出现以下反应：

（1）水疱：主要发生在色泽较深的皮损或治疗剂量较高时。一旦出现水疱，应积极预防感染，多于 1~2 周后干涸。

（2）色素减退：多见于红宝石激光治疗后，大多为暂时性，基本上在 6 个月左右消退。

7. 术后注意事项

（1）激光治疗皮损痂皮脱落后新生皮肤娇嫩，应格外给予轻柔无摩擦刺激方式洗脸和化妆。

（2）两次治疗的间隔期间，需要使用防晒品防止日晒。

（3）激光治疗后炎症性色素沉着时间会比较长，一般持续 3~4 个月才能消退。下次治疗必须等上次激光后的色素沉着淡化消退后再进行。如果色素沉着没有消退的时候就进行再次治疗，激光会被表皮的黑色素吸收，无法到达真皮而影响治疗效果，且会延长色素沉着时间。

（4）患者接受 1 次调 Q 激光治疗只能破坏部分真皮黑色素细胞，因此第 1 次治疗后绝大部分病例色素无明显变化，治疗 2~3 次后，大部分病例色素开始变淡，显效多见于治疗 3 次后，随着治疗次数增加治疗效果会更加明显。治疗周期通常是 5~6 个月，间隔时间过短会影响治疗效果。因为治疗后皮损处被击碎的黑素颗粒并不能立即被清除，需要一段时间通过机体防御系统将其代谢掉。

（二）紫翠绿宝石 Q755 激光仪

波长 755nm，脉宽 50~100ns。治疗的光斑 2~6mm，参考能量密度为 6~10J/cm²，治疗也是以治疗区发生灰白变为宜，数分钟后少量渗出并呈暗红色，一般无点状渗血。

该波长对褐色素吸收效果较好，因此病变色泽淡、偏棕褐色的皮损及病变层次较浅的太田痣可选择 Q755 激光治疗，较适用于婴幼儿、眼周及皮肤细嫩者的太田痣治疗。（治疗前操作及治疗后护理同调 Q694nm 激光。）

（三）Q 开关 Nd：YAG 激光

波长 1 064nm，脉宽 4~10ns，光斑 2~6mm，能量密度 5~9J/cm^2。该激光具有较长的波长和脉宽短，穿透深的特点，褐色素对 1 064nm 波长激光吸收较差，而黑色素吸收则好，因而对于深蓝色或蓝黑色太田痣色泽较深的皮损选用 Q 开关 Nd：YAG 1 064nm 激光效果最好。治疗即刻皮损变白，随即出现针尖大的点状渗血，形成血痂，覆盖创面。7~10d 或更长时间结痂脱落而愈，部分患者可能需要 2~3 周痂皮才脱落。皮损组织比较薄嫩，血管比较丰富的部位，如眼睑、颞部等，可能会发生紫癜，一般 1 周左右消退，无须特殊处理。治疗前操作及治疗后护理同调 Q694nm 激光。

1. 预后　临床上用调 Q 激光治疗太田痣，总的来说，年龄越小，效果越好，越能减少治疗次数。这是因为幼儿皮肤薄，皮损表浅，且新陈代谢更旺盛。儿童一般需要 2~3 次，成人一般需要 5~6 次。

对于皮损部位来讲，一般额、颞部等突出部位皮损治疗效果最好，而眼睑处皮损治疗效果相对较差，可能与眼睑部组织疏松、色素细胞分布散在及组织含水量较多有关。另外，肤色浅的患者比肤色深的患者治疗效果好，且治疗次数减少。因为肤色偏黑者皮肤黑色素吸收了较多的激光能量，削弱了穿透到皮肤深层组织的激光强度，从而减弱了激光的效能。

2. 复发　本病在皮损未完全清除干净时中断治疗后有复发或色素再次加重的概率。其复发诱因可能与日晒、劳累和月经期、妊娠期及青春期雌激素水平波动有关，在肉眼观察皮肤颜色接近正常或已正常时，如果真皮组织中还残留太田痣异常的色素细胞，此后在日晒、劳累或性激素刺激情况下可能激活真皮的黑色素细胞，从而导致色素斑重新出现或加重。因此治疗上主张早期治疗，育龄期前的女性患者尽量彻底治疗皮损，治疗结束后避免过度日晒，应长期随访，有复发情况应及时积极治疗。

颧部褐青色痣

颧部褐青色痣又称为获得性太田痣、获得性双侧太田痣样斑、获得性面部真皮黑色素细胞增生病、获得性局限性面部真皮黑色素细胞增生症，由 Hori 于 1984 年首先报道，又称 Hori 痣。主要特点为颧部对称分布的黑灰色斑点状色素沉着。以往认为是太田痣的一个变种，现倾向于认为本病是一个独立的疾病。本病多发于女性，文献报道男女比例为 1：（12.8~17.7），平均发病年龄为 30 岁（6~54 岁），89% 的皮肤类型为 Fitzpatrick Ⅳ型，其余的为 Ⅱ型和Ⅲ型。

一、病因及发病机制

目前该病病因及发病机制尚不清楚，有推测在胚胎发育期，黑色素细胞由神经嵴向表皮移行时，由于某种原因未能通过表皮、真皮交界，停留在真皮内，后期这些未成熟的真皮黑色素细胞被紫外线、放射线、激素及其化因子激活而导致病变的形成，角质形成细胞经紫外线照射后，释放内皮素1和粒巨集落刺激因子，可加速黑色素生成。Mizushima 还认为即使没有任何刺激，未成熟的黑色素细胞在后期也能活化。有研究指出基因易感和周围环境危险因素（如不良化妆品外用和紫外线照射）在本病的发病机制中同样发挥着重要作用。20.9%~25%的患者有家族史。国内学者何黎等研究表明颧部褐青色痣患者中真皮黑色素细胞有雄激素受体表达，而血清雄激素水平正常。

二、临床表现

本病为后天发病，发病部位在面部，绝大多数在颧部近下眼睑外侧，少数也可在眼睑、鼻翼、前额部，为直径 1~5mm 的灰褐色、黑灰色或蓝褐色色素沉着斑点，圆形、椭圆形或不规则形，境界较清楚，数目不等，可为数个到数十个，平均 10~20 个，绝大多数双侧对称分布。眼、口腔黏膜无损害，易与黄褐斑同时存在。患者无任何自觉症状。

三、病理学特征

表皮正常，主要变化在真皮上层，特别在乳头层下部，胶原纤维间散在细小、梭形黑色素细胞，长轴与胶原纤维平行，多巴染色阳性。真皮结构正常。电镜发现黑色素细胞内含有大量大小不一的各期黑素小体。

四、诊断与鉴别诊断

一般根据临床表现即可诊断。但需与下列疾病鉴别：

（一）太田痣

太田痣大多为单侧分布，沿三叉神经眼、上颌支走行部位，发病早，大多在出生时或 2 岁前发生，皮损为融合性色素沉着斑，常合并有眼、口腔黏膜损害。而本病发病较晚，皮肤常呈双侧分布。病理变化两病也有差异：太田痣为真皮层，有较多黑色素细胞，长轴与胶原纤维不一定平行；而本病黑色素细胞主要存在于真皮上层，有散在、弥漫两种表现形式，与皮损颜色具有关联，其真皮黑色素细胞有雄激素受体表达。

（二）雀斑

雀斑发病年龄相对较早，皮损相对较小，颜色较浅，为黄褐色斑点，有明显的季节性，夏季晒后加重，病理表现为表皮基底层黑素增多，无黑色素细胞数目增加。

（三）黄褐斑

黄褐斑多发于颊部、颧部、额部及上唇，眼睑部正常，皮损多融合成片状，颜色呈淡黄褐色或深褐色，夏季加重。

五、治疗

根据获得性太田痣的异常色素分布在真皮层的特点，临床上选择使用 Q 开关激光治疗效果满意。

（一）Q 开关红宝石激光

波长 694nm，脉宽 20~40ns。

激光仪的治疗操作步骤。

1. 术前注意事项

（1）治疗前皮损区如果同时伴有日晒斑或黄褐斑，需先行治疗日晒斑或黄褐斑，待其消退后再行激光治疗。否则，激光后炎症性色素沉着出现的概率将会大大增加，而且激光的刺激也会造成黄褐斑的加重。

（2）面部皮肤本身有炎症者，要先给予控制其面部炎症，以减少激光后炎症性色素沉着出现的可能性。

2. 术前清洁面部　激光治疗术前清洁方式同太田痣。

3. 表面麻醉/全身麻醉　皮损面积小，疼痛可耐受者无须麻醉，也可在治疗区使用复方利多卡因软膏对病区表面进行封涂约 60min 后再行激光治疗，这样疼痛感可减轻约 50%。如皮损面积较大或者对疼痛较敏感者，可考虑在局部传导或全身麻醉下治疗。

4. 眼的保护　操作者应佩戴专用护目镜。对患者在眼周做局麻时，要注意针头不要扎入过深而伤及眼球。可以先让患者佩戴角膜保护罩或角膜保护板，再做麻醉注射。

5. 术中治疗反应　治疗的参考能量密度为 5~8J/cm^2，治疗时不需以即时发白效应为治疗标准，治疗光斑可相互重叠，没有色素的部位无须照射，淡色斑和小色斑的部位则应无遗漏地照射。

6. 术后术区的处理　术后术区的处理同太田痣。

7. 术后注意事项　术后注意事项同太田痣。值得一提的是，本病激光后出现炎症后色素沉着的发生率较高，其色素沉着的淡化和消退需半年甚至半年以上。第一次治疗后患者会出现比治疗前色斑更重的感觉，部分患者因此会失去对经治医师的信任及等待色沉消退的耐心，转而自行采用刺激的方式"祛斑"，结果色沉越来越重，面部的异常情况越来越复杂。因此，在临床上，当患者激光后 1 个月色沉淡化不理想时，医生要给患者充分的沟通和信心使其耐心地配合治疗，同时给予诸如左旋维生素 C 或熊果苷导入等一些温和的方式以加速色素沉着的消退。

治疗周期一般间隔 6 个月以上，有色素沉着倾向的患者需要间隔 9~12 个月甚至 1 年以上，下次治疗最好在上次治疗后色素沉着完全消退以后再进行。间隔时间长于规定时间并不会引起不良反应。

（二）紫翠绿宝石 Q755 激光仪

紫翠绿宝石 Q755 激光仪波长 755nm，疼痛轻微，一般不需要麻醉，治疗后治疗部位有轻微肿胀，24h 内消退。

此种疾病越早治疗越好，因为年龄小，其吸收好，沉积的色素颗粒少，治疗效果好。

蒙古斑

蒙古斑又名胎记，为先天性真皮黑色素细胞增多症，因婴儿生来即有，故又名儿痣。组织学上可见黑色素细胞停留在真皮深部，故又称真皮黑变病。蒙古斑可发生于身体的任何部位，以腰骶部及臀部多见。因黑素颗粒位于较深部位，在光线的 Tyndall 效应下，呈特殊性的灰青色或蓝色。随婴儿生长，蒙古斑色泽逐渐转淡或消失，对机体亦无任何危害，可不做特殊治疗。

一、病因及发病机制

蒙古斑多因胚胎时黑色素细胞从神经嵴到表皮移行期间停留在真皮深部而引起。

二、临床表现

蒙古斑多于胎儿时即有，生后一段时期内加深，以后色渐转淡，色素沉着斑几乎总是局限于腰骶部及臀部，偶见于股侧甚或肩部，呈灰青、蓝或蓝黑色，圆、卵圆或不规则形，边缘不很明显，直径可从仅数毫米到十余厘米，多为单发，偶见多发。患处除色素改变外，无任何异常，皮纹也正常。常于 5~7 岁自行消退不留痕迹，偶持续于成年期甚或扩大。蒙古斑常见于东方人或黑种人中，蒙古族婴儿中发生率可达 90% 以上。罕见于其他种族人中。

三、病理学特征

组织病理检查可见真皮特别是其下半部充满黑素颗粒的黑色素细胞，其树枝突显著伸长、变细，常呈微波状，与皮面大致平行，广泛散布在胶原纤维束之间，所含黑素颗粒呈阳性 DOPA 反应，说明不是真皮中的噬黑色素细胞。电镜下可见这些黑色素细胞含有无数完全黑素化的黑素体。

四、诊断与鉴别诊断

根据生后便出现特征性皮损和特异性病程进展，一般不难诊断。需与蓝痣和太田痣鉴别诊断。

（一）蓝痣
蓝痣普遍色较深，边界相当清楚，小的圆顶状结节；细胞性蓝痣为大的结节或斑块，均稍隆起于皮面。蒙古斑出生时即有，也可在幼儿期始发，可伴发复合痣或发生恶变。

（二）太田痣
太田痣常生长于面部，病变常斑驳状，混杂有褐色与蓝色斑点。

五、治疗

一般都能自行消退，无须治疗。如不消退，可用 Q 开光激光治疗，经数次治疗可痊愈。治疗同太田痣。

伊藤痣

伊藤痣由伊藤于 1954 年首先报道，因此命名。伊藤痣是发生于一侧肩颈、锁骨上区及上臂部等后锁骨上神经和臂外侧皮神经分布区的一种色素性病变。病损区皮肤以褐青色斑块或斑片为特征，故又称肩峰三角肌褐青色痣。本痣女性多于男性，约占患者的80%。其中约 60% 的患者在出生时即有病变存在。

一、病因及发病机制

伊藤痣多因黑色素细胞在皮肤中分布异常引致。

二、临床表现

在肩颈、锁骨上区及上臂等处的皮肤发生淡青、灰蓝、淡褐、深褐或蓝褐色斑疹或斑片，呈斑驳状。一般斑片中央色深，边缘渐变淡，或中央为斑片，边缘为斑点，或整个病变为疏密不一的斑点，界限多不甚清晰。偶尔病变的某些区域可略微隆起或有粟粒到绿豆大小的蓝黑色隆起物。部分病例可伴发同侧或双侧太田痣，甚至同时伴发太田痣、鲜红斑痣。

三、病理学特征

本痣镜下特点同太田痣，在真皮网状层的上部的胶原纤维束之间聚集大量菱形、树枝状和星状黑色素细胞，可累及真皮上部或皮下组织。少数病变中可见噬黑色素细胞。

四、诊断与鉴别诊断

根据临床表现不难诊断。须与蒙古斑、蓝痣及贝克痣相鉴别。

（一）蒙古斑
蒙古斑出生时即有，几年内可自行消退。病变部位可发生于身体的任何部位。

（二）牛奶咖啡斑
牛奶咖啡斑是神经纤维瘤病的皮肤表现，为皮肤表面上多发并呈圆形的色素增深斑块，色黄褐，大小不等。

（三）贝克痣
伊藤痣皮损为青褐色或黑褐色斑片，好发于肩背部及上肢，表面光滑无毛；贝克痣多为棕褐色或黄褐色斑片，好发于背、肩、前胸部，表面多出现粗毛，皮肤纹理稍增厚。

五、治疗

治疗同太田痣。

色素痣

色素痣是由痣细胞组成的良性新生物，又名痣细胞痣、细胞痣、黑色素细胞痣、痣。本病常见，几乎每人都有，从婴儿期到年老者都可以发生，随年龄增长数目增加，往往青春发育期明显增多。女性的痣趋向比男性更多，白人的痣比黑人更多。偶见于黏膜表面。临床表现有多种类型。颜色多呈深褐或墨黑色，没有颜色的无色痣数量较少。

一、病因及发病机制

本病属于发育畸形，黑色素细胞在由神经嵴到表皮的移动过程中，由于偶然异常，造成黑色素细胞的局部聚集而成。

二、临床表现

基本损害一般为直径<6mm的斑疹、丘疹、结节，疣状或乳头状，多为圆形，常对称分布，界限清楚，边缘规则，色泽均匀。数目多少不等，单个、数个甚至数十个，有些损害处可有一根至数根短而粗的黑毛。由于痣细胞的色素含量不同，临床上可呈棕色、褐色、蓝黑色、黑色或正常肤色、淡黄色、暗红色。日晒可增加暴露部位色素痣的数量。根据痣细胞的分布部位，分为交界痣、混合痣和皮内痣。

（一）交界痣

交界痣出生时即有，或出生后不久发生，通常较小，直径1~6mm，平滑，无毛，扁平或略高出皮面，淡褐色至深褐色斑疹。身体任何部位都可以发生。

（二）混合痣

混合痣外观类似交界痣，但可能更高起，有时有毛发穿出，多见于儿童和少年。

（三）皮内痣

皮内痣成人常见，呈半球形隆起的丘疹或结节，直径数毫米至数厘米，表面光滑或呈乳头状，或有蒂，可含有毛发。皮内痣一般不增大。多见于头颈部。

色素痣不稳定，常经历成熟至衰老的生长演变过程。痣开始时多为小而平的交界痣，以后大多发展为混合痣，最后变为皮内痣。交界痣恶变时，局部常有轻度疼痛、灼热和刺痛，边缘处出现卫星小点，如突然增大、颜色加深、有炎症反应、破溃或出血时，要提高警惕。

三、病理学特征

痣细胞成巢排列，巢的边界清楚，内常含黑色素。在成熟过程中，痣细胞自上向下，由大变小，细胞核也逐渐变小，趋向成熟，最后退化。痣细胞大致有4种：透明痣细胞、上皮细胞样痣细胞、淋巴细胞样痣细胞、纤维样痣细胞（最成熟的痣细胞）。各种痣的组织病理表现如下：

（一）交界痣

交界痣是色素痣的早期发育阶段。痣细胞完全位于表皮深层，或细胞巢处于"滴落"阶段，即痣往下部分落入真皮，但上部仍与表皮相连，可同时累及外毛根鞘、皮脂腺或汗腺等。痣细胞主要为透明痣细胞，有时见上皮细胞样痣细胞，大都聚集成巢。痣细胞巢和痣细胞的大小与形状一致，边缘整齐，呈等距离、均匀分布，极少融合。核分裂像极罕见，真皮内一般无炎症细胞浸润。

（二）皮内痣

皮内痣的痣细胞比较成熟，不再增生，位于真皮内。痣上部大多为上皮细胞样，排列成巢状或索状，其间隔为胶原纤维。中、下部的痣细胞大多为淋巴细胞样和纤维样细胞。

（三）混合痣

混合痣含有交界痣与皮内痣的双重特点。

四、诊断与鉴别诊断

本病的诊断主要根据临床表现，如皮肤或黏膜处出现数目不等的斑疹、丘疹或结节，棕色、褐色、蓝黑色、黑色、暗红色等，圆形，境界清楚，表面光滑等，诊断不难。儿童期交界痣要与黑子、雀斑鉴别诊断。混合痣和皮内痣要与脂溢性角化病、色素性基底细胞癌、皮肤纤维瘤、神经纤维瘤等鉴别诊断。与恶性黑色素瘤的鉴别诊断在于后者常不对称、边界不清楚、边缘不光滑、颜色不均匀，瘤体发展迅速、易破溃、出血，可形成不规则瘢痕，瘤细胞常有异形。

五、治疗

（1）减少摩擦和外来因素损伤痣体。除美容需要外，一般不需要治疗。

（2）发生在掌跖、腰围、腋窝、腹股沟、肩部等易摩擦部位的色素痣应密切观察，特别是一些边缘不规则、颜色不均匀、直径≥1.5cm 的损害更应该注意。一旦发现迅速扩展或部分高起或破溃、出血时应及时手术切除。

（3）出于美容目的要求祛痣的患者，对于直径在 0.5cm 内的色素痣可选择超脉冲 CO_2 激光治疗。

六、超脉冲 CO_2 激光治疗仪

（一）简介

波长 10 600nm，类似于连续 CO_2 激光，也是利用 CO_2 激光能量可被皮肤组织中水分子完全吸收的原理，使皮肤病变组织发生炭化或汽化。由于其脉宽很短，因此相比传统的 CO_2 激光，对周围正常组织的热损伤更小，瘢痕更为轻微。

（二）操作

1. 术前注意事项

（1）对瘢痕体质者禁用。

（2）怀疑有恶变倾向的痣细胞不宜采用激光治疗。

（3）面积较大的色素痣用 CO_2 激光治疗时应综合考虑创面愈合问题和美容效果。

2. 术前清洁面部　常规无菌消毒治疗区域即可。

3. 表面麻醉/全身麻醉　一般不需要麻醉，疼痛敏感者可外用利多卡因乳膏封包表面麻醉。

4. 术中治疗反应　选择适合剂量，太低的治疗剂量会导致炭化层形成，反而会加重热损伤程度，使治疗深度不易控制。治疗过程中要用生理盐水棉签反复擦拭创面，以清除遗留的炭化层，看清楚皮肤层次再行汽化，以免焦化的组织被激光不断辐射，增加色素痣周围组织的热传导，产生不必要的热损伤。这样反复数次，直至皮损完全清除，正常组织显露，一般皮内痣与周围组织界限较清楚，具有一层薄膜，往往易汽化彻底；交界痣和混合痣可能边界不清楚，有时甚至向正常组织内延伸，创面可能会较大并且较深。

5. 术后术区的处理　术后涂抗生素药膏，并暴露创面，保持干燥清洁状态。一般术后 2~3d 结痂，7~10d 脱痂。痂皮脱落后尽量避免日晒以减少炎症后色素沉着。

6. 术后注意事项

（1）用 CO_2 激光治疗时若治疗过深，愈后会有瘢痕，大部分患者仅表现为皮肤纹理的轻度改变，少数患者可出现萎缩性瘢痕或肥厚性瘢痕。

（2）色素沉着或色素减退，大部分是暂时的，可逐渐消失。

（3）激光治疗不彻底时，残留的痣细胞易导致色素痣复发，可在第1次激光治疗后 9~12 个月给予第二次 CO_2 激光治疗或手术切除。

（4）致突变可能。对于 CO_2 激光治疗色素痣后是否有刺激痣细胞而致突变的可能，目前尚无明确定论。因此选择 CO_2 激光治疗时应严格避开其禁忌证，并尽量彻底清除痣细胞。对于皮损较大的色素痣，应采用外科整形手术切除以达到美容的目的。

蓝痣

蓝痣又称良性间叶黑色素瘤、蓝神经痣、色素细胞瘤、黑色素纤维瘤、良性间充质黑瘤或 Jadassohn-Tieche 蓝痣等，系由蓝痣细胞组成的一种良性瘤。蓝痣有三种类型：普通型蓝痣、细胞型蓝痣和联合型蓝痣。普通蓝痣皮损大，常进展，且偶有淋巴结的良性转移。可生来就有，也可生后出现。除常见于皮肤外，也可发生于口腔黏膜、子宫颈、阴道、精索、前列腺和淋巴结。蓝痣有恶变可能。

一、病因及发病机制

蓝痣由真皮内异常黑色素细胞聚集而引致，较为少见，多伴有色素痣、心脏黏液瘤、皮肤黏膜黏液瘤（LAMB综合征），并与结节性肥大细胞增生相关。其组织学与色素细胞、肥大细胞有一定关系。

通过超微结构和乙酰胆碱酯酶活性分析，推测蓝痣可能起源于施万细胞或内源性神经，然而蓝痣细胞能合成黑色素，又提示其黑色素细胞来源。蓝痣被认为是正常黑色素细胞出现在异常部位，具有异常功能。因而推测，普通蓝痣与细胞监痣均为来自神经嵴异常色素细胞的良性增殖。

蓝痣的蓝灰色外观主要为真皮黑色素经覆盖表皮产生的视觉作用，可见光的长波穿过深部真皮被色素细胞吸收，而短波（蓝色）不能被吸收，进而反射至视者眼中呈蓝色。暴发性蓝痣发生与日晒有关，具有蓝痣组织学特征的色素肿瘤可在无毛鼠或豚鼠用DMBA诱导产生。

二、临床表现

蓝痣女性多见，常自幼发生。好发于面部，四肢侧面，特别是手、足、背、面以及腰和臀部等，偶见于口腔黏膜、前列腺和子宫颈等处。蓝痣通常发生于皮肤，极少数发生于口腔、阴道、子宫颈、腋窝淋巴结和前列腺，临床分为3种类型。

（一）普通型蓝痣

普通型蓝痣女性多见，通常是后天性的，自幼发生，好发于面及四肢伸侧，尤其是手背以及腰臀等处。皮损多为单个，偶或数个，直径常不超过1cm，呈灰蓝色或青黑色小结节，顶圆，质地坚实，可融合成片，界限清楚。表现为蓝色、蓝灰色或蓝黑色丘疹。可发生于任何部位，但半数发生于手背和足背。此型蓝痣一般不恶变。

（二）细胞型蓝痣

细胞型蓝痣罕见，女性多见，一般出生时即存在。表现为蓝灰或蓝黑色结节或斑块，直径1~3cm，偶或更大。通常表面光滑，或不规则，界限清楚。约半数病例发生于臀部或下背部。面积大者，常伴有多发性卫星灶。该型蓝痣偶可从先天性痣细胞痣发展而来，较易恶变为恶性黑瘤。

（三）联合型蓝痣

联合型蓝痣即蓝痣上并发痣细胞痣。一般颜色较深，大小不一，表面光滑或不规则。此型蓝痣有恶变可能。

三、病理学特征

（一）普通型蓝痣

真皮黑色素细胞数量较多，主要位于真皮中、深部，偶或向下延伸至皮下组织或向上靠近真皮乳头层。黑色素细胞呈长梭形，似成纤维细胞，含有黑素，Dopa反应阳性。真皮网状层有广泛的纤维组织产生。在黑色素细胞聚集处，常混杂有不等量成纤维细胞和噬黑色素细胞。后者与黑色素细胞不同，其胞体较大，所含黑素颗粒较粗，无树枝状突Dopa反应阴性。

（二）细胞型蓝痣

细胞型蓝痣中可见普通型蓝痣成分，如色素增深的树枝状突细胞。此外，常见一些梭形细胞，其胞体较大，核呈卵圆形，胞质丰富，染色淡，黑素极少或缺如。这些细胞常紧密排列成岛状或索条状，周围可见富含黑素的噬黑色素细胞。

（三）联合型蓝痣

联合型蓝痣本身可为普通型，也可为细胞型。并发的痣细胞痣，可为交界痣、皮内痣或混合痣，罕为 Spitz 痣。

四、诊断与鉴别诊断

根据临床特点，蓝痣诊断不难，但确诊需病理检查。临床上需与下列疾病鉴别诊断：

1. **皮肤纤维瘤**　无黑色素细胞，多巴反应阳性。
2. **蓝痣恶变**　除黑色素细胞不典型外，常见坏死灶，并见残留的黑色素细胞。
3. **蒙古斑**　出生时即有，几年内可自行消退或颜色变浅。
4. **太田痣**　病变一般限于单侧三叉神经第一、第二支分布区域，斑片中央色深，边缘渐变淡。
5. **伊藤痣**　发生于一侧肩颈、锁骨上区及上臂部等，后锁骨上神经和臂外侧皮神经分布区的一种色素病变。

五、治疗

一般蓝痣直径<10mm，稳定多年无变化者，通常不需治疗。对直径>10mm，近期突然出现蓝色结节或原有蓝色结节扩大者，应手术切除，对突然扩散的结节性蓝痣需组织病理学检查。切除的深度应包括皮下脂肪，以保证能完全去除异常的黑色素细胞。如病理检查证实已有恶变，应按恶性黑瘤的治疗原则进行处理。斑块形蓝痣如有可疑改变，需定期检查并考虑切除。细胞型蓝痣因有恶变可能，一般应行切除。皮损切除应达皮下脂肪，以保切除完全，因细胞型蓝痣常达皮下组织。蓝痣也是一种真皮性的黑色素增多，理论上讲用 Q 开关激光是可以治疗的，但是实际上由于其黑色素的密度非常高，激光无法根治，只能用手术等方法解决。

文身

文身是应用文身机或针刺的方法将染料或墨汁按照设计的花纹、图案或文字刺入人体皮肤，形成一种永久的色素沉着存在于人的皮肤上。部分文身则是由于外伤等非自愿因素造成异物进入皮肤而形成持久性皮肤色素沉着。随着时间、审美观和环境的改变以及社会的要求，部分患者往往要求去除文身。

一、病因及发病机制

大部分文身都是青年男女为了爱美或者某种心理表达而主动接受专业性、业余性或美容性文身。这几种文身所用一般为不溶的彩色染料，注入皮肤的真皮层而形成的色素沉着。外伤性文身因外伤后异物进入破裂的皮肤内所致，异物的种类往往较复杂，包括玻璃、金属、泥土或含碳物质等，且异物进入皮肤的深度往往不一。

二、临床表现

临床上将文身分为专业性、业余性、美容性、外伤性等类型。

（一）专业性文身

专业性文身的表皮中几乎没有色素，颜色边界清楚，染色均匀一致，色彩丰富。常由专业文身师用文身器材将一种或多种有机彩色染料注入相同深度的真皮层而成，其颜料颗粒一般在理化性质上比业余性文身更稳定。所用颜色成分有：红色为汞剂，黄色为含镉的材料，绿色为含铬的材料，蓝色为含钴的材料。其中红色和黄色较容易随时间而消退。

（二）业余性文身

业余性文身颜料分布不均匀，边缘不锐利，颜色图案不鲜亮，一般为灰色或蓝黑色。多由非专业人士用碳素或印度墨水注入真皮，其注入深度不一，国内常用国产墨汁，其色素较印度墨水易破碎。

（三）美容性文身

美容性文身以文唇、文眉、文眼线为常见，女性多见，多由文绣师手工或借助纹绣机完成，常用的染料为棕色、黑色和红色墨水，墨水中往往含有铁离子或三氧化二铁。

（四）外伤性文身

外伤性文身可表现出自灰青至黑色不同的色素沉着，由外伤后异物进入皮肤的深度不一造成。多发生在暴露部位如面、手等处。数月或数年后，某些异物在真皮或皮下组织可包裹成肉芽肿，查体可触及硬结。

临床上，文身后可能会出现以下不良反应：

（1）感染：这种侵入性皮肤的操作可能会导致局部皮肤发生病毒、细菌或结核等感染，如寻常疣、单纯疱疹、毛囊炎、局部皮肤结核等。

（2）过敏反应：常见于对染料汞、铬及钴的化合物过敏，表现为接触性皮炎和肉芽肿，后者在病理上表现为结核样型或结节病样型，色素颗粒播散于整个结节中。

（3）可能导致局部皮肤纹理和质地的改变及瘢痕的发生。

（4）有报道文身部位易发生黑色素瘤、基底细胞癌、鳞状细胞癌等恶性肿瘤。

（5）如果文身失败，可能会出现图案不对称、色泽图案呆板等影响美观。

三、病理学特征

文身在病理上表现为真皮中形状、密度不一的亚微米大小色素颗粒，分布于巨噬细胞或游离在细胞外，以真皮浅、中层血管周围较多，深度一般小于0.8mm电子显微镜下表现为真皮内大量外源性颗粒，吞噬有色素颗粒的吞噬细胞增多。

四、诊断与鉴别诊断

根据病史及临床表现，本病一般都可诊断明确。

五、治疗

几个世纪以来，临床医师们尝试用各种方法去掉文身。目前来看，除激光治疗之外的其他一些方法，对局部的损伤较大，容易造成瘢痕、色素异常等较为严重的副作用，已逐渐被淘汰。

（一）Q 开关激光

Q 开关激光是目前治疗不良文身最有效、不良反应最小的方法。治疗机制还是依据选择性光热作用原理，文身的色素颗粒选择性地吸收特定光波的激光能量后，色素颗粒膨胀、破碎，形成更小的碎片，之后通过体表脱落，或被吞噬细胞吞噬，由淋巴组织排出体外。调 Q 红宝石激光（694nm）、翠绿宝石激光（755nm）、Nd：YAG 激光（1 064nm）、倍频调 Q Nd：YAG 激光（532nm）都可以被用来去除文身，但每种激光只能去除某些特定的颜色。

1. Q 开关红宝石激光简介　波长 694nm，脉宽 20～40ms，通常光斑大小为 4～6mm，脉冲重复频率为 1～3Hz。此波长能进入真皮，被黑色素和炭末吸收，而不易被血红蛋白吸收，对周围组织不产生损害。因此调 Q 红宝石激光对黑色、蓝色和绿色文身疗效佳，对红色和黄色文身相对无效。

Q 开关红宝石激光治疗操作步骤如下：

（1）术前注意事项：术前医生应与患者进行充分沟通，谈话应包括以下内容：

①详细了解患者的过敏史，尤其是文身时局部有无过敏情况。

②仔细检查文身部位有无瘢痕，并告知患者当文身颗粒去除后，瘢痕可能变得更为明显。

③让患者了解整个治疗过程，根据不同的文身情况制定合适的治疗方案，告知患者需进行多次治疗，每次治疗间隔为 4～6 个月。但不是所有的文身都可以完全去除的。对某些特殊的文身，有必要先进行小区域试验性治疗。

（2）术前清洁：治疗前剃除文身部位的毛发，并用生理盐水棉球清洁治疗部位，新洁尔灭术区常规消毒。

（3）表面麻醉/全身麻醉：Q 开关红宝石激光照射后仅引起轻微的疼痛，一般不需麻醉，但治疗较大面积的文身，特别是头面部、手背部等较敏感的部位时，可在治疗前1～2h 用复方利多卡因乳膏表面麻醉。

（4）眼的保护：治疗时激光操作者和患者均需戴上防护眼镜，如果治疗上下眼睑部皮损及清洗眼线时需向患者眼内放置金属眼罩保护。

（5）术中治疗反应：根据文身部位皮肤的厚薄和文身颜色的深浅调节能量大小，两个光斑的重叠不能超过 25%～30%。对头面部、颈部皮肤较薄的部位，第一次用稍低的能量密度。第二次以后要用稍高的能量密度才能达到前次的治疗效果。治疗时即刻反应为皮损立即变灰白色。

（6）术后术区的处理：

①激光治疗结束后皮损处即刻予以冰袋冷敷 30min，以缓解红斑水肿、灼热疼痛等不适感。部分文眼线、外伤性文身患者可有点状渗血，需纱布压迫止血后给予外涂抗生

素药膏。

②在创面愈合期间防止继发感染非常重要。调 Q 激光治疗后，治疗局部会形成一层痂皮，一般 1~2 周后痂皮自行脱落。在痂皮脱落前，治疗局部应尽可能不接触水，不外用化妆品，不要自行剥离痂皮。

（7）术后注意事项：

①调 Q 红宝石激光术后可见轻度肿胀，部分出现瘀斑，无须特殊处理，没有开放性伤口，更不会产生肉芽组织。②文眼线患者治疗后眼睑有不同程度的水肿，2~3d 消退。③术后可能会出现暂时性的色素减退，这是由于表皮黑色素吸收了部分激光能量，一般需要数月才能恢复。1%~5% 的患者会发生色素沉着。④治疗周期一般时间间隔 8~10 周，治疗期间避免日晒以减少炎症后色素沉着，面部皮损外用防晒剂。

2. Q 开关翠绿宝石激光

（1）Q 开关翠绿宝石激光简介

波长为 755nm，脉宽 50~100ns，此激光在清除黑色、蓝色、大多数绿色文身时效果较好，对红色和黄色文身的效果则相对差一些。Zelickson 等比较 Q 开关翠绿宝石激光、Q 开关红宝石激光、Q 开关 Nd：YAG 激光治疗文身的效果，结果显示 Q 开关 Nd：YAG 激光清除红棕色、暗棕色和橙色色素效果最好，Q 开关红宝石激光清除紫色和紫红色色素效果最好，Q 开关翠绿宝石激光清除绿色和蓝色色素最好，三种激光清除黑色色素颗粒都有同样好的效果。

（2）Q 开关翠绿宝石激光治疗注意事项：

治疗前注意事项与术前操作同 Q 694nm 激光。

术中治疗反应：

该激光治疗后，文身处即刻变为灰白色，随后皮肤出现红斑和水肿。它的脉宽较调 Q 开关红宝石激光和 Q 开关 Nd：YAG 激光的脉宽长，治疗时不容易出现出血现象。

3. Q 开关 Nd：YAG 激光

Q 开关 Nd：YAG 激光简介：

波长为 1 064nm，脉宽 5~20ns；该激光治疗黑色、蓝色、绿色文身效果较好，对黄色、白色、红色文身效果不理想，清除率不超过 25%。由于其具有穿透较深、对表皮黑色素影响小的特点，因而 1 064nm 激光对调 Q 694nm 激光及调 Q 755nm 激光治疗效果差的一些患者有较好的疗效，且引起色素减退的可能性小，常用于深肤色患者的治疗。

Q 开关 Nd：YAG 激光治疗注意事项：

治疗前注意事项与术前操作同上 694nm 激光。

术中治疗反应：

调 Q Nd：YAG 比其他激光更容易引起组织及血液飞溅，治疗即刻反应为皮损区域迅速变成灰白色，随后出现周围红晕、水肿。在高剂量情况下，易出现针尖大小的出血点，其水肿和疼痛程度一般比其他调 Q 激光反应重，对皮肤纹理和颜色的变化反应相对较大。

4. Q 开关倍频 Nd：YAG 激光　波长 532nm，该激光是去除红色文身的最佳激光，

通常需要4~5次治疗才能产生较理想的疗效。532nm激光易产生紫癜，通常7~10d消退。由于其对表皮的黑色素同样有作用，因此引起色素减退的风险较高，有时是永久性的色素改变。

（二）超脉冲 CO_2 激光

1. 超脉冲 CO_2 激光简介 波长为10 600nm，可发射连续波和脉冲波，对皮肤组织具有汽化作用。该激光将浅表组织及部分色素汽化，之后清洗异物颗粒，治疗中创面不渗血，无组织飞溅，可控制治疗深度，逐层去除异物，多用于较大颗粒的外伤性文身的治疗。超脉冲 CO_2 激光可在调Q激光治疗前去除表皮，帮助清除顽固性文身，以及用于那些使用调Q激光可能会发生系统性过敏反应的人。其缺点在于去除深部文身的同时会形成瘢痕。

2. 超脉冲 CO_2 激光治疗操作步骤 治疗部位光斑重叠。10%为宜，术后治疗部位及邻近正常皮肤可出现轻度水肿、充血，尤以组织较为疏松的眼睑、唇部为重，一般多在1~5d自行消退；少数患者可能在局部出现水疱，嘱患者如出现上述情况立即复诊，由医生做出相应处理，多在1周左右消退。术后局部涂抹抗生素软膏，也可同时外用促进表皮生长的药物，直至结痂自行脱落为止，在此期间局部不用水擦洗。由于色素排出需要6~8周的时间，再次治疗最好在治疗后2个月进行。

（三）治疗后不良反应

1. 色素沉着 Ⅴ型和Ⅵ型皮肤更容易发生，部分患者可因炎症反应而产生继发性色素沉着，一般6~9个月后逐渐消退。

2. 色素减退 多见于Q开关红宝石激光治疗后，也可见于532nm波长的激光及Q开关紫翠玉激光治疗后，且随着治疗次数和治疗剂量的增加，发生概率逐步增高。深肤色患者较浅肤色患者更容易发生色素减退，多为暂时性，一般需要3~12个月才能逐步消退。

3. 皮肤瘢痕 在能量过高或创面发生感染时也可以出现瘢痕增生，少数病例在激光治疗后出现皮肤质地及纹理的改变。应先从小能量密度开始，以后逐渐加大能量，激光治疗过程中，应避免过多的光斑重叠。

4. 文身颜色改变 Q开关激光治疗红色、肉色、褐色文身后有时会出现不可恢复的黑色等不良反应。建议大面积去除文身之前，先试做一小部分，观察是否出现颜色改变，如出现颜色改变，可换用不同波长激光进行治疗。

5. 过敏反应 文献中报道的激光治疗文身最为严重的反应是系统性过敏反应。那些在文身部位有局部过敏的患者，发生系统性过敏反应的可能性更大。所以这类患者不建议采用调Q激光治疗，脉冲 CO_2 激光不会引起这种反应。系统过敏反应主要表现为荨麻疹或湿疹，严重时甚至发生过敏性休克，应积极应用皮质激素进行治疗，对于轻症可仅用抗组胺药。

6. 其他不良反应 激光照射文眉区后，部分人有眉毛的一过性脱落，再生时间为数周至数月不等，还可造成眉毛发白。所以能量密度不要因为皮肤文饰反应而一味增大。

(四) 影响疗效的因素

影响疗效的因素主要有：

1. **文身的性质和时间**　专业性文身相对应非专业文身更难完全去除；文身的时间越长，越容易去除。

2. **文身的颜色**　相对于黑、蓝色文身来说，红、黄、绿色文身更难以治疗。

3. **色素颗粒的成分**　成分复杂的色素对激光的反应不一，难以选择激光类型及能量密度，往往需多种激光治疗多次。

4. **色素颗粒在真皮内堆积的数量和厚度**　文身色素颗粒的密度越大、越厚，则越难治疗。

5. **色素颗粒大小不同**　有的色素颗粒过大，激光难以完全粉碎，巨噬细胞难以将其吞噬。一般来讲，因专业性文身色素颗粒较大，并含有置于深处的有机金属染料，而业余文身以碳为基质的墨汁颗粒较小，因而专业性文身更难去除。

6. **色素颗粒存在的深度**　位置比较深者，激光治疗难以达到相应层次，多数需要多次治疗。

7. **激光器的治疗参数**　如前所述，其中影响最大的是激光的波长、脉宽和能量密度，只有选择适当的激光器才能起到良好的治疗效果。

雀斑

雀斑是较小的褐色斑点，主要散布于面部。在夏季时，由于阳光强烈而较显著。麻雀卵上有散布的褐色斑点，雀斑的名称可能由此而来。

一、病因及发病机制

本病由常染色体显性遗传，在数代家族中往往有些人在相同部位患有形式相似的雀斑。

二、临床表现

皮疹是淡黄色、黄褐色斑点，呈圆形、卵圆形或不规则形，由针头到米粒大或更大，对称发生于日晒部位尤其面部，特别是鼻部和两颊，偶然也出现于颈部，肩部及手背。散在或群集分布，孤立不融合。雀斑多半在 6~7 岁时开始出现，其数目随年龄增长而逐渐增加。每到夏季时由于阳光强烈而显著，而冬季时常不明显或消失。患者没有自觉症状。

三、病理学特征

基底层有增多的黑色素，而黑色素细胞不增加，反而可比正常少，但黑色素细胞较大，有更多更长的枝状突，多巴反应强阳性。

四、诊断与鉴别诊断

本病诊断应与雀斑样痣和轻型的着色性干皮病相鉴别。

（一）雀斑样痣

雀斑样痣颜色较雀斑深，呈黑褐色或黑色，与日晒无关，无冬重夏轻的变化，可发生在任何部位。病理示黑色素细胞数目增加。

（二）着色性干皮病

着色性干皮病有雀斑样黑褐色色素斑点，常伴有毛细血管扩张，色素斑通常形状大小不等，深浅不匀，分布不均；兼有萎缩性斑点，光敏感性极为突出。

五、治疗

本病要避免日晒。以往采用冷冻、药物腐蚀、化学剥脱及 CO_2 激光治疗，由于对皮损无选择性，治疗效果不稳定且易导致瘢痕，因此正规的医疗机构已淘汰了以上传统治疗方式，选择目前最好的治疗方式为激光治疗。

（一）紫翠绿宝石 Q755 激光仪

Q 开关紫翠绿宝石激光，临床上使用的通常为 755nm 的红色激光。波长 755nm，脉宽 50~100ns。由于 Q 开关脉冲由光纤输出，具有纳秒级的脉宽，对皮肤穿透深，皮肤内的黑色素或黑、蓝、绿色异物颗粒对其吸收好，而血红蛋白吸收很少，使得 Q 开关紫翠绿宝石激光成为表皮和真皮色素性皮损的理想选择。但由于这种激光管自身电激励模式的特点，这种激光的稳定性较 Nd：YAG 激光要差，对激光的工作环境要求也高一些。

治疗操作步骤如下：

1. 术前注意事项 治疗前患者避免处于紫外线照射（如海边外出归来）、治疗区有皮损样疾病、女性患者处于生理期或女性特殊情况等。此外应提前告知患者治疗过程的疼痛和出现爆破的原因，避免患者恐惧情绪产生。签治疗同意书。治疗部位拍照存档。

2. 术前清洁面部 治疗前首先要进行皮肤清洁，治疗区常用新洁尔灭进行皮肤消毒，待皮肤干燥后再进行治疗。不可用碘伏消毒皮肤，因为它会造成刺激性皮炎，外用后难以清洗干净，可能影响激光的吸收。

3. 表面麻醉/全身麻醉 雀斑治疗一般无须麻醉，个别皮损较密集或对疼痛比较敏感的患者可使用复方利多卡因软膏对患部进行封涂约 60min，再进行激光治疗。

4. 眼的保护 激光术前医务人员必须戴与激光波长相应的预防眼镜（患者可戴不透光的塑料或金属眼罩）。值得注意的是，在用激光刀进行手术时，带上有色防护镜会使术野色泽和结构看不清楚、光点位置也难确定，解决的办法之一是摘除眼镜以观察组织和瞄准激光。戴上眼镜操作虽安全但较麻烦。

5. 术中治疗反应 治疗的参考能量密度为 $4~6J/cm^2$，通常 1~2 次的治疗即可清除雀斑，治疗的即刻反应为皮肤立刻呈灰白色改变。患者可有少许疼痛感、烧灼感，治疗部位随即可见轻度红肿，少部分皮损可出现水疱（一般见于雀斑分布密集部位）。

6. 术后术区的处理　治疗后即刻给予冰敷 20min，可有效缓解皮损红肿热痛的不适症状，并可减少水疱、渗出的发生率。皮损较多，激光后反应较明显者可在 24h 内给予具有镇静、舒缓、控制皮损炎症和修复表皮作用的喷雾剂外用，不建议外用软膏类剂型的药物，以免影响皮损结痂恢复。皮损一般在 3~4d 结痂，7~10d 脱痂。告知患者皮损结痂前局部不接触水，不戴口罩避免皮肤的散热，以及不喝酒或避免长时间暴露于高温环境等。

7. 术后注意事项　雀斑治疗后最重要的护理就是防晒。一般要求患者在治疗后最少 3~6 个月采取物理方法防晒，特别避开 UV 高峰期间外出，如上午 10 时至下午 4 时外出，须结合使用防晒剂，选用安全性高且防晒效果佳的防晒品。UVB 防晒指数（SPA>30），需外出时穿防护衣，打遮阳伞或戴遮阳帽及太阳镜，不使用光敏性药物、食物（香菜、红豆、芹菜），禁用磺胺类、维生素 A 酸类制剂等，以免发生色素沉着而影响治疗效果。

（二）Q 开关倍频 Nd：YAG（532nm）激光

通过对 1 064nm Nd：YAG 激光进行倍频获得的波长为 532nm 的激光，就是倍频 Nd：YAG 激光（KTP 激光）。Q 开关 532nm 激光可被黑色素、文身颗粒强烈吸收，对表浅性黑色素细胞增生有较好的治疗效果。

治疗操作步骤如下：治疗能量密度参考值为 1.5~2.5J/cm^2，光斑直径 1~3mm，脉冲频率 1~2.5Hz。治疗时即刻反应是皮肤呈现灰白色改变。治疗的临床终点为皮损出现结霜样改变的最小能量密度（如 0.6J/cm^2），但不能出现皮肤飞溅或者水疱。术后护理及注意事项同调 Q755nm 激光。

（三）强脉冲激光

强脉冲光源（IPL）是非相干的滤过光源发出的宽谱可见光，波长 400~1 200nm，其理论基础也是选择性光热作用原理，在色素性病变中，黑色素选择性吸收 IPL 的光谱（主要是中短波部分）后产生"内爆破效应"或"选择性热解作用"，黑色素细胞可被破坏，而黑素小体可被击碎。但 IPL 脉宽是毫秒级光源，不能像 Q 开关激光那样瞬间集中能量爆破黑素小体，因此它不能完全破坏深部皮肤的黑素小体。但正因为其脉宽长，能量低，所以不会出现如 Q 开关激光治疗后出现瞬间皮肤发白的现象，组织破坏小，而且 IPL 具有的冷却系统可降低周围组织的温度从而降低损伤程度，因此在雀斑的治疗方式中，IPL 与 Q 开关相比，其治疗后不良反应少，痛苦小，停工期短或无，且价格相对较低。但缺点在于一次治疗雀斑清除率低，只能使雀斑变淡，常需多次治疗。

治疗操作步骤如下：治疗前注意事项同激光治疗。常规清洁治疗区，治疗时完全不需麻醉，患者头部放平后，毛巾包住头发，并让患者佩戴眼罩以保护眼睛。将冷凝胶均匀涂抹于治疗区，厚度一般 3~5mm。亚洲人雀斑治疗时滤光片波长选择在 550~640nm，双脉冲或三脉冲治疗模式，脉宽范围为 2.5~5.0ms，脉冲间隔 15~30ms，能量密度选择 15~35J/cm^2。但临床上应因人而异选择参数，在面部治疗前先在患者颊侧或耳前发射 1~2 个光斑进行测试，以皮肤出现轻微针刺样疼痛，皮损微红斑为标准来调节最终参数。治疗时以皮肤出现色素斑略微变黑为治疗终点。治疗后大部分皮损颜色加深呈深褐色。

术后处理同激光术，皮损可结薄痂或不结痂，约1周后皮损脱落。治疗周期一般为间隔4周，平均需要治疗4次。

（四）脉冲染料510nm激光、Q开关红宝石激光（694nm）

这些激光也能有效治疗雀斑，但脉冲染料510nm激光由于表皮对种激光的吸收性太强，易在治疗雀斑时引起色素沉着和浅表皮肤纹路改变的风险；而表皮黑色素对Q开关红宝石激光（694nm）存在明显的吸收，从而增加了深色皮肤发生色素减退的风险。因此在临床上已逐渐减少用于雀斑的治疗。

雀斑样痣

雀斑样痣是指皮肤或黏膜上的褐色或黑色斑点。皮肤黏膜交界处或眼结合膜均可发生。本病常见，为颜色一致的褐色或深褐色斑点，米粒至豌豆大，边界清楚。

一、病因及发病机制

本病病因不清楚，可能与遗传有关。

二、临床表现

雀斑样痣可发生于身体任何部位的，以及皮肤黏膜交界处或眼结合膜均可发生。本病常见为颜色一致的褐色或深褐色斑点，米粒至豌豆大，直径常不超过5mm，边界清楚，表面光滑或轻微脱屑，散发、单发或多发，但不融合，可局限于某一部位，亦可泛发全身。日晒后颜色不加深，冬季亦不消失。本病自婴幼儿至成年人各时期均可发生，皮疹持续存在，不会自行消退。无任何不适。

三、病理学特征

本病组织病理检查，光镜下可见表皮黑素增多，基底层黑色素细胞增多，真皮乳头及表皮突延长，真皮上部有嗜黑色素细胞。

四、诊断与鉴别诊断

根据临床表现及组织病理诊断，但有时应与雀斑鉴别，而且这些疾病偶尔可同时存在而造成诊断上的困难。

五、治疗

本病一般不需治疗。基于美容需要治疗时可采用Q开光激光治疗及强脉冲治疗。

（一）紫翠绿宝石Q755激光仪

波长755nm，治疗的参考能量密度为$4\sim8J/cm^2$，对准皮损逐个照射，以被照射部位变白但无出血作为能量合适标准。一般每个斑点照射$1\sim2$个光斑，使整个斑点区全部变白，术后涂抗生素软膏。通常5次以上的治疗，皮损可明显变淡或消退，一般不易复发。

(二) Q 开关红宝石激光

波长 694nm，治疗的参考能量密度为 $4\sim6J/cm^2$，通常 5 次以上的治疗可达到较好效果。治疗后可能有色素减退的不良反应，一般于 $6\sim9$ 个月消退。

(三) Q 开关 Nd：YAG 激光

波长 1 064nm，脉宽 7ns，能量密度 $500mJ/cm^2$，治疗 $1\sim4$ 次可获治愈。注意能量过大时可能导致凹陷性瘢痕或色素减退。

(四) 其他

Q 开关倍频 Nd：YAG（532nm）激光也有一定效果，但需要多次治疗。

强脉冲光（IPL）则需更多的治疗次数才能达到较好的疗效，临床中可与激光联合治疗，以提高疗效。

短脉冲激光和强脉冲光治疗不良反应轻微，且发生率低，主要为暂时性色素沉着（治疗操作前后事项同雀斑治疗）。

咖啡斑

咖啡斑又称咖啡牛奶斑，是出生时即可发现的淡棕色的斑块，咖啡斑色泽自淡棕色至深棕色不等，但每一片的颜色相同且十分均匀，深浅不受日晒的影响，大小自数毫米至数十厘米不等，边界清晰，表面皮肤质地完全正常。在显微镜下观察，其表现与雀斑十分相似，主要表现为表皮中的黑色素数量的异常增多。

一、病因及发病机制

咖啡斑出现多属于遗传性皮肤病，与日晒无关，可为多系统疾病的一种标志，如神经纤维瘤病、Albright 综合征、Waston 综合征、Russell- Silver 侏儒症、多发性黑子综合征及共济失调毛细血管扩张症，大部分咖啡斑是没有遗传性的。但是需要注意的是，如果咖啡斑多部位、多面积发病（累积三个部位以上），这就是神经纤维瘤的预兆，此类咖啡斑有很高的遗传性。

二、临床表现

咖啡斑为淡褐色斑，棕褐色至暗褐色，大小不一，圆形、卵圆形或形状不规则，边界清楚，表面光滑。可在出生时或出生稍后出现，并在整个儿童时期中数目增加。多见于躯干部，不会自行消退。有人认为，90% 神经纤维瘤病患者具有咖啡斑，若有 6 片直径大于 1.5cm 的咖啡斑，则患者常有神经纤维瘤病。不同疾病中出现的咖啡斑可有不同特点并伴随有其他异常表现。

三、病理学特征

咖啡斑病理改变时表皮黑素增加，特别见于基底层中，多巴染色黑色素细胞及基底层的角质形成细胞中有巨大黑素体，基底层黑色素细胞正常或略有增加。

四、诊断与鉴别诊断

根据发病年龄，边缘清楚的牛奶咖啡斑色斑片即可诊断，需与雀斑及单纯性雀斑样痣鉴别。雀斑主要发于面部，斑点小，无大的片状损害。单纯性雀斑样痣多分为单侧分布，可发生于任何年龄。

五、治疗

以往的电离子、冷冻、CO_2 激光等传统的方法治疗往往产生永久性的色素改变或瘢痕形成等严重的不良反应，已被临床淘汰。目前仍是以脉冲激光仪治疗为主，但治疗后的效果往往无法预料，复发率较高，目前还没有一种激光能达到理想的疗效。咖啡斑的激光治疗与雀斑类似，对黑色素有效的激光均可用于治疗咖啡斑。治疗参数及疗效判定也同雀斑。

（一）脉冲染料（510nm）激光治疗

能量密度 $2\sim3J/cm^2$，光斑 5mm，光斑间不重叠。治疗时的即刻反应是组织立刻呈灰白色改变。治疗周期一般间隔 6~8 周，需 2~12 次的治疗`。很少出现色素沉着或减退。

（二）Q 开关倍频 Nd：YAG（532nm）激光治疗

能量密度 $2.0\sim2.5J/cm^2$，光斑 1~3mm，脉冲频率 10Hz。治疗效果难以预料。

（三）Q 开关红宝石激光

波长 694nm，能量密度为 $2\sim5J/cm^2$，光斑 2~4mm，治疗周期一般间隔 1~2 个月，需 4 次或 4 次以上的治疗。

（四）Q 开关紫翠绿宝石激光

波长 755nm，能量密度为 $6\sim7J/cm^2$，光斑 2~4mm，治疗周期及次数同红宝石激光。国内报道其与 Q 开关 694nm 激光相比有效率低，且复发率相对较高。

（五）准连续波铜蒸汽激光（511nm）和氪激光（520~530nm）

铜蒸气激光（511nm）治疗参数为 $0.16\sim0.25W$，150μm 光斑，间隔时间为 0.2s；氪激光为 700mW，1mm 光斑，0.2s 脉冲。两种激光治疗咖啡斑有效，但通常会引起皮肤质地改变或瘢痕。

（六）强脉冲光（IPL）治疗

能量密度为 $20\sim24J/cm^2$，治疗次数为 1~5 次。IPL 所产生的强脉冲光对基底层及其以上的黑色素去除较彻底。Yamnshita 等发现 IPL 治疗后的表皮基底层中的黑色素小体迅速移行到了皮肤表面。但咖啡斑需多次治疗，以免附近未受照射的黑色素细胞重新造成色素沉着。治疗后须避光，以降低残留黑色素的活性。一般来说，如果治疗停止后 6 个月内没有复发，说明这类患者的治疗效果相对好一些，甚至可能最终完全治愈。

贝克痣

贝克痣又称色素性毛表皮痣，大多后天发生，男性多见，好发于肩部。临床表现为稍高于皮面的色素沉着斑，表面多毛。本病可在 1~2 年缓慢增大，随后保持稳定，是一种良性病变，少数患者可合并先天性发育异常。

一、病因及发病机制

本病病因尚不清楚，有研究认为与真皮成纤维细胞的雄激素受体的过度表达有关。普遍认为本病为后天性的，但有报道发现临床见先天患病及家族遗传病例。

二、临床表现

本病多发生于儿童和青少年时期，男女发病比例为 5∶1，常在强烈暴晒后发病。皮损好发生于胸背、肩部，少数见于颜面、颈部，发于肩部的多为单侧，皮损表现为突发的色素增加性斑片，随年龄增长及日晒后色素逐渐加深，斑片面积增大，可有新的色素斑出现，斑与斑之前互相融合呈不规则大片状浅褐色至深褐色斑片，边界清楚。皮损可稍隆起于皮面，病变中央皮肤可轻度增厚、粗糙和有少许皱褶，边缘无异常改变。病变表面逐渐出现毛发增多、增粗，颜色较深，一般无自觉症状，部分患者自觉瘙痒。本病可在 1~2 年缓慢增大，随后保持稳定。

部分患者可合并先天性发育异常，如单侧乳房发育不全、同侧胸大肌发育不全、同侧肢体缩短、同侧脚部变长、脊柱裂、鸡胸、局限性皮下脂肪萎缩、先天性肾上腺增生、多乳等，也称为贝克痣综合征。色素性毛表皮痣还可以与其他病变并发，如平滑肌错构瘤、扁平苔藓、黑色素细胞痣等。

三、病理学特征

贝克痣为无痣细胞，表皮角化过度、棘层肥厚，呈乳头瘤样增生，表皮突规则延长，角质形成细胞内黑素增加。基底层和棘层黑色素增加明显，而黑色素细胞数目正常。毛囊皮脂腺增生，真皮内可见噬黑色素细胞，部分可见真皮内平滑肌束增厚、不规则排列。

四、诊断与鉴别诊断

男性患者，青春期前后，单侧肩背部出现的色素沉着斑，表面毛发增多，可考虑本病。临床需与伊藤痣、先天性色素痣相鉴别。

五、治疗

一般认为，色素性毛表皮痣是良性的，可不做治疗。出于美观因素考虑，可采用 Q 开关激光和脱毛激光治疗。传统的冷冻和剥脱性激光治疗效果不佳且易产生瘢痕，无法达到美容的目的，临床已淘汰。激光治疗及注意事项同咖啡斑，但疗效不确定，仅部分有效，通常只能使皮损外观上有不同程度的改善。治疗前应向患者充分沟通，以免患者对疗效期望值过高。

（一）Q开关激光治疗

Q开关紫翠绿宝石激光（波长755nm）、Q开关红宝石激光（波长694nm）、Q开关倍频Nd：YAG激光（波长532nm、1 064nm）均可有效消退本病的色素斑。一般需要反复多次治疗，治疗间隔为5~6个月。不过也有多次治疗无效或少数复发的。

（二）长脉宽脱毛激光治疗

长脉冲翠绿宝石激光波长755nm，脉宽3ms，长脉宽的脱毛激光能有效损伤毛囊，而且脉宽越长，色素性结构越能被加热。同时由于深层毛囊黑色素细胞被有效破坏，激光治疗后色素病变消退的效果可维持得更久。治疗光斑15mm，能量25J/cm^2，18mm光斑，20 J/cm^{2}能量，喷洒冷却关闭，2~3个月治疗1次。平均治疗2次，可对贝克痣显著的长期毛发减少和色素改善效果。

（三）其他

半导体激光（波长810nm），长脉宽Nd：YAG激光（波长1 064nm），强脉冲激光脱毛、铒激光治疗贝克痣也有效，但副作用也明显，如持续性红斑、瘢痕、色素性改变等。有人将点阵激光用于治疗贝克痣，但点阵激光通常不能对贝克痣的多毛症起到有效治疗。对于色素和毛发同时存在的贝克痣，长脉宽的色素性激光是最好的选择。

脂溢性角化病

脂溢性角化病又称为老年疣、老年斑、基底细胞乳头瘤，是一种临床最常见的良性皮肤肿瘤。好发于中老年人，是因为角质形成细胞增生所致的表皮良性增生。好发于面部、背部及手背等部位。有报道称该病具有明显的家族倾向，并推测本病可能是一种具有不完全外显率的常染色体显性遗传病。尽管本病临床常见，但是鲜有对于其发病率、性别或种族倾向及地区分布的统计报道。本病在白种人群中更常见，男女发病率相同。本病少见于40岁以下人群。

一、病因及发病机制

本病可能与日光照射及皮肤老化相关。

二、临床表现

本病大多发生于40岁以后，好发于头皮、面部、躯干、上肢、手背等部位，但不累及掌、跖。开始为淡褐色斑疹或扁平丘疹，表面光滑或略呈乳头瘤状，随年龄而增大，数目增多，直径1mm~1cm，或数厘米，境界清楚，表面呈乳头瘤样，表面有油腻性痂，痂容易刮除。有些损害色素沉着可非常显著，呈深棕色或黑色，陈旧性损害的颜色变异很大，可呈正常皮色、淡褐色、暗褐色或黑色。本病可以单发，但通常多发，多无自觉症状，偶有痒感。皮损发展缓慢，极少恶变。

临床上有几种特殊类型：

（一）刺激性脂溢性角化病

刺激性脂溢性角化病发生于皮质溢出部位或摩擦部位，皮损可因被刺激而发生炎症，基底变红，表面呈不规则增生。

（二）发疹性脂溢性角化病

发疹性脂溢性角化病短期内突然发生并迅速增多。应注意是否有并发内脏肿瘤。

（三）灰泥角化病

灰泥角化病主要发生于老年人，好发于下肢，皮损为多发角化性丘疹，容易被剥去，不出血。

三、病理学特征

本病基本特点为向外生长，角化过度，棘层肥厚，呈乳头瘤样增生，有假性角囊肿。有的损害，在增生的角质形成细胞中有多数黑色颗粒。

四、诊断与鉴别诊断

本病根据年龄、临床表现等不难诊断。有些早期损害似扁平疣；发生露出部位的损害易与日光性角化病相混淆，色素很深的损害需要与黑色素细胞痣鉴别，发生炎症或受刺激的损害可类似基底细胞癌、鳞状细胞癌或恶性黑色素瘤，可做组织病理检查来鉴别。

五、治疗

本病应根据患者的要求以及不同的皮损，采取不同的治疗方法。不典型的皮损需要与黑色素瘤相鉴别者，建议手术切除后做病理活检。患者有美容性要求的，可行激光治疗。

（一）Q开关激光

对于没有明显高出皮面的，以色素增加为主的脂溢性角化皮损，可用Q开关激光进行治疗。Q开关紫翠绿宝石激光（波长755nm）、Q开关红宝石激光（波长694nm）、Q开关倍频Nd：YAG激光（波长532nm、1 064nm）均可达到良好的治疗效果。

治疗时术前准备与治疗雀斑相同，治疗剂量一般要大于雀斑治疗剂量，术后7～14d痂皮脱落。术后可能会出现色素沉着，注意防晒，可自行消退。第一次治疗后若有一部分未被清除，应在6个月之后，激光后色素沉着完全消退后再进行第二次治疗。

（二）CO_2激光治疗

对于明显高出皮面的皮损，可以用一些传统的治疗手段，如冷冻、CO_2激光等。但操作不当易留瘢痕。如果皮损在面部或对美容要求较高的患者，可采用高能量超脉冲CO_2激光治疗。

治疗中常规消毒治疗区域，一般不需要麻醉，疼痛敏感者可外用利多卡因乳膏封包表面麻醉。选择适合剂量，太低的治疗剂量会导致炭化层形成，反而会加重热损伤程度，使治疗深度不易控制。治疗过程中要用生理盐水棉签反复擦拭创面，以清除遗留的炭化层，看清楚皮肤层次再行汽化，反复数次，直至皮损完全清除，正常组织显露，达真皮浅层即可。术后涂抗生素药膏，一般术后 2~3d 结痂，7~10d 脱痂。痂皮脱落后可涂防晒霜。

不良反应：用 CO_2 激光治疗时若治疗过深，愈后会有瘢痕形成。

日光性雀斑样痣

日光性雀斑样痣又称老年性雀斑样痣，是指由自然或人工紫外线照射引起的界限清楚的色素增加性皮肤病。本病好发于面部、前臂、手背部等日光暴露的部位，以境界清晰的深褐色斑片为特征，极少数患者会发生恶变。

一、病因及发病机制

本病与老年皮肤退行性变及皮肤光老化有关。

二、临床表现

本病多见于 60 岁以上的老年人，女性比男性多见。发病率随年龄增长而增加。皮损为境界较为清晰的深褐色或棕色斑疹，圆形、椭圆形或不规则形，直径大多小于5mm，亦可达核桃大小散在分布，有时可融合成片。可见于身体任何部位，多见于经常遭受紫外线照射的面部与前臂，尤其是手背。皮损随着增龄，斑片会增加、扩大，颜色会加深。无自觉症状。极少数患者会发生恶变，称为恶性老年性雀斑（malignantsenilelentigo）

三、病理学特征

本病病理上表现为基底细胞层黑色素细胞增加，多巴反应增强，表皮变薄，表皮突明显伸长，呈杵状，常常分支并互相融合。在真皮内血管周围可见少量单核细胞浸润，混杂有噬黑色素细胞，无恶变倾向。组织病理表现为角化过度，角化不全。一般无颗粒层，基层细胞发育不良，排列紊乱，部分细胞异型。一部分表皮变化具有老年性黑子的特点，表皮突延长，表皮色素增多。真皮内可见一定程度的胶原变性和弹力纤维变性，小血管周围常有淋巴细胞和浆细胞浸润。

四、诊断与鉴别诊断

本病根据病史及临床特点，一般不难诊断。但需病理检查确诊。

（一）单纯性雀斑样痣

单纯性雀斑样痣多见于儿童组织病理可见表皮基底层黑色素细胞数目增多，表皮突轻度至中度延长。

（二）交界痣

交界痣组织病理可见痣细胞呈巢状排列健康搜索，缺乏树枝状突。

（三）恶性雀斑样痣

恶性雀斑样痣表皮萎缩，基底层有健康搜索不典型黑色素细胞呈非巢状增生。

（四）日光性角化病

日光性角化病皮损表面粗糙，有角化性鳞屑。组织病理可见表皮过度角化或角化不全棘层肥厚和萎缩相间并存。

（五）色素性脂溢角化病

色素性脂溢角化病基底部不向下生长，两侧边界清楚，增生的表皮中可见鳞状细胞与基底样细胞。

五、治疗

本病可能是一种癌前期损害，临床如有怀疑时需行外科手术切除并病理确诊，但近年来光动力应用于皮肤癌前期改变损害的治疗已取得了较好的临床效果，对于那些临床上拒绝或不宜采用外科手术方式治疗的病例来说，无疑是个重大临床突破。大多数患者的皮损（排除癌前期损害）可应用激光祛除。

（一）CO_2 激光

对于那些皮损数目较少，单个皮损面积亦较小，皮损稍突出皮面者，可采用 CO_2 激光祛除。既往传统的 CO_2 激光用于治疗日光性雀斑样痣时由于连续波容易产生瘢痕。现多应用超脉冲 CO_2 激光可最大程度地避免瘢痕形成或减轻瘢痕程度。治疗操作同脂溢性角化症的超脉冲 CO_2 激光治疗部分。

（二）Q 开关激光

Q 开关激光包括 Q 开关 Nd：YAG 激光、Q 开关红宝石激光、Q 开关翠绿宝石激光等。上述治疗方法虽然疗效确切，但均为有创的治疗方法，治疗后易引起炎症后色素沉着及色素脱失等不良反应，且恢复时间长，影响患者的日常生活及工作。

（三）强脉冲光

强脉冲光（IPL）治疗日光性雀斑样痣，相对来说为一种安全、有效、便捷的方法。合理的参数设置一般不会出现炎症后色素沉着等副作用。临床治疗可参照雀斑治疗。

黄褐斑

黄褐斑为多发于育龄期女性面部两颊和前额等部位的色素沉着斑，一般对称分布，可长期存在或慢性发展。祖国医学又称"肝斑""黧黑斑"等。妊娠引起者又称为妊娠斑，分娩后可消失。

一、病因及发病机制

黄褐斑的病因及发病机制目前尚不完全清楚，目前研究表明紫外线照射、化妆品、妊娠、内分泌紊乱、某些慢性疾病、某些药物、失眠、长期不良情绪及遗传等因素均与黄褐斑的发病有关。

研究显示，妊娠期促黑色素细胞激素（MSH）分泌增多，后者可导致黑色素细胞功能活跃。已证明雌激素能刺激黑色素细胞分泌黑素颗粒，孕激素可促使黑素体的转运和扩散，妊娠斑是这两种激素联合作用所致。口服避孕药的妇女及一些慢性妇科疾病如月经失调、痛经、子宫附件炎、不孕症等也可诱发黄褐斑，认为其发生与体内雌孕激素异常有关。

紫外线也是黄褐斑一重要促发因素，紫外线能增加酪氨酸酶活性，刺激黑色素细胞分裂，使照射部位黑色素细胞增殖，因此此病多在夏季日晒后诱发或加重。

部分慢性疾病如肝脏病、慢性酒精中毒、甲状腺疾病、内脏肿瘤的患者中也常发生，表明此病与卵巢、垂体、甲状腺等内分泌因素有关。此外，口服氯丙嗪、苯妥英钠等药物也可诱发黄褐斑。微量元素铜和锌对黄褐斑的发病也有一定影响。

以往认为黄褐斑的发病主要归因于黑色素代谢障碍，近来众多学者研究表明，除了色素代谢障碍外，发病区域皮肤屏障功能受损、炎症反应以及局部微血管功能异常均在黄褐斑发病过程中发挥重要作用。

二、临床表现

黄褐斑好发于女性特别是育龄期女性，男性也可发生。皮损常对称分布于颧部及颊部而呈蝴蝶形而俗称"蝴蝶斑"，亦可累及前额、鼻背、口周或颏部，颜色为深浅不一的淡黄褐色、深褐色或深咖啡色，斑片形状不规则，边缘清楚或呈弥漫性，皮损一般不累及眼睑和口腔黏膜，无自觉症状。

皮损常受紫外线照射后颜色加深，多春夏季加重，秋冬季则减轻。另外情绪、睡眠及内分泌变化等因素也可使皮损颜色略有改变。病程不定，可持续数月或数年。

1. 传统分型　是根据皮损分布部位将黄褐斑分为三型。

（1）面中部型：皮损分布于额、颊、上唇及鼻部。

（2）颊型：皮损主要位于双颊部及鼻部。

（3）下颌型：皮损主要位于下颌，偶累及颈部"V"区。

2. 国外分型　国外学者根据伍氏灯观察到的颜色改变及黑素小体的分布不同将本病分为四型。

（1）表皮型：病理学改变主要表现为色素沉着在表皮基底层、棘层、颗粒层甚至角质层，黑色素细胞的树枝状突起向上延伸到基底层以上，伍氏灯观察皮损区与非皮损区颜色对比度增加。

（2）真皮型：病理学改变体现为真皮层血管周围可见噬黑素的巨噬细胞，伍氏灯观察皮损区与非皮损区颜色对比度无改变。

（3）混合型：伍氏灯观察部分皮损颜色对比度增加，而部分皮损没有改变。

（4）无改变型：可见光下可观察到明显皮损，而伍氏灯下没有色素增加的现象，组织学表现为真皮层色素沉着。

三、病理学特征

本病皮损表皮基底层和棘层中黑素形成活跃，黑素增加，但无黑色素细胞增殖；真皮上部可见游离的黑素颗粒或被嗜黑色素细胞所吞噬，无炎症细胞浸润。

四、诊断与鉴别诊断

本病根据中青年女性多见，皮损主要发生于面部以颧部、颊部、颏部为主，黄褐色皮损、夏季加重等特点，一般容易诊断。本病主要与以下疾病鉴别。

1. **雀斑**　斑点较小，散在而不融合，多有家族史，常在儿童期发病，青少年女性多见，夏季明显，冬季变淡或消退。

2. **瑞尔氏黑变病**　好发于面部前额、颧部及颈侧，灰紫色到紫褐色网点状斑点，上有粉状细小鳞屑附着，后可融合成片，初期可有炎症表现。

3. **颧部褐青色痣**　皮损为褐青色斑点，直径 1~5mm，斑点之间不融合成片，多在女性 20 岁左右出现。

4. **太田痣**　多出生或年幼发病，皮损为单侧分布，可累及眼球及黏膜部位，呈淡青色、灰蓝色或蓝黑色斑片。

五、治疗

由于黄褐斑发生的复杂性，目前对黄褐斑的治疗尚未形成广泛的共识。通常治疗手段有以下几种。

（一）一般治疗

首先要尽可能祛除诱发该病的因素：日晒、避孕药、压力、失眠或其他伴随的相关慢性疾病等。做好面部皮肤的防护工作，避免过度清洁、过度刺激，注意保湿、防晒等。

（二）药物治疗

1. **西医治疗**　主要有维生素 C、维生素 E、氨甲环酸、谷胱甘肽等；对于血管型或血管优势型的黄褐斑，还需给予抗炎、改善血管功能的药物。

2. **中医中药治疗**　一般要辨证分型用药，如肝郁气滞证用逍遥散加减、脾虚湿蕴证用参苓白术散加减、肝肾阴虚证用六味地黄丸加减、气滞血瘀证用桃红四物汤加减等。

3. **局部用药治疗**　对于非血管型黄褐斑的皮损可局部给予一定浓度的氢醌、壬二酸、维生素 A 酸等脱色剂，但要注意这些药物可引起局部皮肤刺激、炎症后色沉或色素不均等副作用。20%~50%浓度的果酸换肤治疗也可用于非血管优势型黄褐斑；熊果苷或左旋维生素 C 等局部的导入治疗也可有淡化黄褐斑的作用。

（三）激光治疗

激光用于黄褐斑的治疗一直存在争议性。因黄褐斑在激光治疗后部分患者会发生明显的炎症后色素沉着反应，或者治疗后可能会出现短期的复发。随着研究深入，国内有专家将黄褐斑分为血管型与色素型，我们对激光治疗黄褐斑的时机选择也逐渐明确。色素型黄褐斑是炎症的后果，而血管型是炎症正在发生的标志。当炎症正在发生时，使用激光治疗，会导致炎症的加重，进而使黑色素细胞更加活跃而产生炎症后色沉。因此只有黄褐斑处于色素型阶段时，我们才主张采用激光治疗。

1. Q 开关激光 波长有 1 064nm、755nm、694nm 及 532nm，脉宽 5~10ns，其祛除黄褐斑色素颗粒的原理仍是基于选择性光热作用，即色素颗粒选择性吸收一定波长的激光后迅速膨胀、破裂，形成小碎片，继而被体内吞噬细胞吞噬后排出体外，而正常组织不会受到损伤。

而由于黄褐斑在病理生理上表现为色素细胞异常活跃的特殊性，故有学者根据以往激光探索黄褐斑治疗中不断获得的经验，提出激光治疗黄褐斑的新理论——亚细胞选择性光热解作用。由于黄褐斑色素细胞功能活跃，为了最大程度减少激光对正常皮肤组织和基底膜的损害，从而避免黄褐斑加重，在能量选择上只针对色素细胞内的色素颗粒进行选择性光爆破，而尽量避免或减少对色素细胞激活，通过小剂量多次光爆破作用使色素细胞功能失活或抑制，同时色素颗粒的多次光爆破，可以使色素颗粒更微小化，更有利于被吞噬排出。

Q 开关 532nm、694nm 等短波长激光被表皮黑素吸收多，引起组织细胞损伤，在修复过程中易因反应性黑素生成活跃而导致色素沉着。而以往 Q 开关 1 064nm、755nm 激光治疗黄褐斑采用小光斑、大能量、少次数的治疗方式，通常可造成对周边皮肤组织和基底膜的损伤，也容易出现色素加重的副作用。但近年来 Q 开关翠绿宝石 755nm 激光和 Q 开关 Nd：YAG 1 064nm 采用大光斑、低能量、多次治疗的方式，取得了较好效果，且组织反应轻，避免和减轻了炎症后色素沉着，逐渐成为亚洲人群主流的激光治疗方案。

治疗操作步骤如下：

（1）术前注意事项。

①术前首先要由医师确定其黄褐斑皮损处于色素型稳定阶段。

②治疗前 1 个月内没有发生日光暴晒史。

③面部皮肤本身有炎症者，要先给予控制其面部炎症。

（2）术前清洁面部。黄褐斑患者术前面部采用温和型洗面奶洗干净，常规新洁尔灭术区消毒。

（3）表面麻醉/全身麻醉。无须麻醉。

（4）眼的保护。操作者与患者应佩戴专用护目镜。

（5）术中治疗反应。一般采用 6~8mm 光斑，能量密度一般为 2~3mJ/cm²，以照射后皮肤出现轻度潮红即可。

（6）术后术区的处理。术后立即给予具有面部皮肤屏障功能修复作用的医学护肤性面膜或导入性的治疗，以防止激光造成的皮肤干燥、敏感等微损伤性症状。

（7）术后注意事项。

①激光治疗后应格外给予轻柔无摩擦刺激方式洗脸和化妆，并在医生指导下给予面部皮肤补水及修复性的治疗。

②两次治疗的间隔期间，需要严格使用防晒品防止日晒。

③此种激光治疗方式出现的副作用发生率少，偶见色素加重或继发性色素减退斑，一般在 2~6 个月恢复。如出现色素沉着，应在色素恢复后再选择是否进行下次治疗。

（4）治疗频率一般每周 1 次，大多需进行 5~10 次的治疗。

2. 点阵激光治疗　点阵激光技术是一种介于有创剥脱和无创非剥脱治疗方式之间的技术概念。点阵激光分为非剥脱性点阵激光和剥脱性点阵激光两大类。其作用机制是传统选择性光热作用理论的一种延伸，即点阵式光热作用。组织水是点阵激光的靶色基，点阵激光产生阵列样排列的微小光束作用于皮肤，皮肤组织水吸收激光能量后，形成多个微型柱状热损伤区（微热损伤区 MTZ），继而引起一连串的皮肤生化反应，达到紧肤、嫩肤及祛除色斑的效果。该 MTZ 直径为 50~150μm，深达 400~1 000μm。根据仪器光束点阵设计的不同，受治疗区每平方厘米皮肤上产生的 MTZ 亦可能存在不同，如 Fraxel SR 系列就有 125MTZ/cm^2 或 250MTZ/cm^2 两种密度，受治疗部位的皮肤只有 12%~20% 的面积形成 MTZ，点阵激光每个 MTZ 周围形成环形组织凝固带或热损伤带，在外周为未受损正常组织，从而可加速受损区皮肤修复再生，治疗后创伤修复期短，色素沉着轻。

应用于黄褐斑治疗的点阵激光为非剥脱性点阵激光，波长通常为 1 540nm 或 1 550nm，与剥脱性激光不同的是其不损伤表皮角质层，其余表皮组织凝固，但不汽化，其 MTZ 包括角质层下的表皮组织和不同深度的真皮组织，这样既保留了皮肤的屏障作用，又通过点阵激光产生的微热区可直接损坏黄褐斑皮损的黑色素细胞、黑素颗粒及角质形成细胞等。这是一种治疗黄褐斑相对安全有效的选择，是目前 FDA 批准的用于黄褐斑治疗的方法，但点阵激光治疗也存在色素沉着和复发的问题。

点阵激光仪的治疗操作步骤如下：

（1）术前注意事项及操作：同 Q 开关激光治疗黄褐斑部分。

（2）术中治疗反应。治疗时参数设置具体要由临床医师根据患者皮肤类型、黄褐斑皮损情况和对治疗的反应适当调整参数，原则上建议选择小光斑、稍低能量和低点阵密度。一般以皮损区出现轻微发红、水肿为治疗终点。

（3）术后术区的处理。术后即刻给予冰袋外敷治疗区 15~30min。外用含有表皮生长因子等皮肤修复产品。

（4）术后注意事项。

①激光术后 2~3d，尽可能不要洗脸或洗浴。

②术区可能出现脱皮或轻微结痂现象，一般痂皮会在 7~10d 脱落，注意让其自然脱落。结痂正常脱落后可以正常护肤和化妆。治疗期间配合做好面部的补水护理工作，以达到治疗后的最佳效果。

③两次治疗的间隔期间，需要严格使用防晒品防止日晒。

④建议两次治疗间隔 1 个月为宜，一般治疗 4 次后，应给予疗效评价并评估是否继续此种治疗方式。

⑤部分患者仍会出现暂时性色素沉着，常需 2~6 个月恢复。色素恢复期间暂停激光治疗。

3. 强脉冲光治疗（IPL）　强脉冲光（IPL）是由氙灯发出的非相干宽谱可见光，

波长500~1 200nm，根据患者肤质及皮损情况选择相应滤光片，筛选出不同波长的光用于皮损的治疗，脉宽可调，每次击发可选择1~3个脉冲，其作用原理同Q开关激光一样，仍是选择性光热作用，所以色素问题也是其适应证。IPL脉宽是毫秒级光源，不能瞬间集中峰值能量爆破黑素小体，对真皮的黑素颗粒作用达不到有效破坏。相比Q开关激光，IPL脉宽长、能量低，引起组织损伤反应小，治疗后色素沉着少。国内近年来相继报道IPL对黄褐斑治疗的大样本观察，认为IPL对于亚洲人难治性黄褐斑的治疗是安全有效的。目前第四代IPL采用了优化脉冲技术（OPT），脉冲能量控制均一，波形顶端平，没有能量峰值和能量衰减，治疗作用温和、安全且有效。Yanmshita观察IPL照射后黑色素细胞不被破坏，可很快恢复活性，认为IPL可以暂时去除表皮色斑，但是维持疗效应该加用药物或有效的激光治疗以抑制黑色素细胞的活性。

IPL治疗前后注意事项及治疗终点大致同Q开关激光，IPL照射黄褐斑皮损后可出现色斑颜色即刻加深的现象。这是由于IPL照射皮损后，表皮基底层的黑色素颗粒迅速上移到皮肤表面，出现有黑色素颗粒聚集的细胞坏死碎片。IPL治疗时和治疗后的红斑和疼痛轻微，一般在1d内消失，大部分患者有轻微结痂，一般在1~2周脱落，治疗后可立即使用化妆品而不需要创面护理，没有感染和瘢痕的形成。IPL治疗后炎症后色素沉着要比Q开关激光和剥脱性激光轻。

炎症后色素沉着

皮肤急性或慢性炎症后发生的色素沉着称炎症后色素沉着。

一、病因及发病机制

产生炎症后色素沉着的常见原因有：

（1）一些皮肤病如湿疹、下肢瘀滞性皮炎、固定性药疹及丘疹性荨麻疹、带状疱疹、疱疹样皮炎、脓疱疮等，治愈后可产生不同程度的色素沉着。

（2）各种物理化学因素，如激光术后、化学剥脱术后、皮肤磨削术后，以及摩擦、温热、放射线、药物刺激等引起局部皮肤炎症反应后亦可形成色素沉着。

（3）接触沥青、煤焦油、含光敏物的化妆品等，经日光照射引起光敏性皮炎后也可产生色素沉着。

正常皮肤中的巯基抑制酪氨酸氧化为黑色素，而炎症反应时皮肤中的部分巯基被除去使得酪氨酸酶活性增加而引起局部皮肤色素增加。炎症若发生在基底层细胞或表皮真皮交界处，黑色素较易落入真皮上部而聚集在噬色素细胞内外，则能引起较为持久的色素沉着。

二、临床表现

色素沉着一般局限于皮肤炎症部位，为淡褐色、紫褐色至深黑色不等，散在或片状分布，表面光滑，有时伴有轻度苔藓化。面部暴露部位皮损长期接受日光或高温刺激者，色素斑可呈网状，并有毛细血管扩张。一般无自觉症状。

一般色素沉着常在炎症发生时出现，炎症消失后，色素也缓慢消退。历时数周至数月，也有持续数年不退者。皮肤色素沉着轻重与炎症的程度关系不大，主要取决于皮肤病的性质。固定性药疹、银屑病、脓皮病、虫咬皮炎等发生色素沉着常见且明显。神经性皮炎、湿疹、扁平苔藓在愈后色素沉着较轻或色素减退。盘状红斑狼疮、固定型药疹等引起的色素沉着常为持久性的。

三、诊断与鉴别诊断

本病根据多见于暴露部位，皮炎及手术后等出现色素沉着等特点，容易诊断。

本病主要与焦油黑变病鉴别。

焦油黑变病常见于中年女性，长期接触煤焦油、石油及其产品加工的人员发病率较高。色素沉着斑呈细网状到斑片状，初期淡红，后转为青灰色至暗褐色，多发于颜面、颈项、上背等暴露部位，尤以眶周及颧颞部最显著，与正常皮肤无明显界限。患者常伴有头晕、乏力、食欲缺乏、消瘦等全身症状。

四、治疗

本病治疗多采用局部外用氢醌霜、维生素 A 酸霜等治疗。激光治疗同黄褐斑。

白癜风

白癜风是发生于皮肤黏膜，以局部或泛发性色素脱失为特征，主要影响美容的一种常见皮肤病。

一、病因及发病机制

白癜风的病因及发病机制尚不完全清楚，目前认为可能是具有遗传素质的个体在内外多种因素的激发下，诱导了免疫功能、精神神经内分泌、代谢功能等各方面的异常，从而导致表皮真皮交界处黑色素细胞内酪氨酸酶功能丧失，使酪氨酸氧化为多巴受阻，黑素形成障碍，最终引起皮肤色素脱失。

1. 遗传学说认为　患者常有家族史，一般认为是伴有不同外显率的常染色体显性遗传。国外统计资料显示患者家族中白癜风发病率在 18.75%～40%，国内统计显示在 3%～12%。白癜风可能是多基因遗传病，可能是由于酪氨酸酶先天性不足，黑色素细胞失去合成黑色素的能力。

2. 自身免疫学说　白癜风患者或其家属常伴发其他自身免疫性疾病，如甲状腺疾病、胰岛素依赖性糖尿病、慢性萎缩性胃炎、银屑病、斑秃、红斑狼疮等。与正常人相比，白癜风患者血清中器官特异性抗体的阳性率也明显增高，如抗胃壁细胞抗体、抗甲状腺球蛋白抗体、抗肾上腺组织抗体等。现已证实，白癜风患者血清中含有抗黑色素细胞的自身抗体，其阳性率在 27%～93%，且抗体的阳性率、滴度与病情的活动性有密切关系。

3. 神经精神学说 黑色素细胞起源于神经嵴，临床常见本病皮损对称或呈节段性分布。手术后及精神创伤可诱发本病发生。一般认为精神刺激可导致单胺能系统的活性提高，从而导致去甲肾上腺素、肾上腺素或其他儿茶酚胺的升高，提示白癜风的发病与神经系统有关。白癜风患者血浆中 B-内啡肽明显增高，局限型和节段型的组织液中 B-内啡肽水平也明显高于没有累及的皮肤，说明 B-内啡肽有可能参与白癜风的发病。

4. 黑色素细胞自身破坏学说 本病好发于暴露及色素加深部位，有人认为是由于表皮黑色素细胞功能亢进，促使其耗损而早期衰退，并可能是由于细胞本身合成黑素的中间物如多巴、5，6-二羟吲哚等过度产生或积聚所致。实验证明，酚类与儿茶酚胺等对正常或恶性黑色素细胞都有损伤作用，从而导致白癜风的发生。

5. 酪氨酸、铜离子相对缺乏学说 白癜风患者血液及皮肤中铜或铜蓝蛋白水平降低，导致酪氨酸酶活性降低，因而影响黑素的代谢。

此外，某些化学物质和光感性药物亦可诱发本病。

二、临床表现

1. 临床表现 白癜风为后天发生，无明显性别差异，任何年龄均可发病，以青壮年多见，约 50% 患者 20 岁以前发病。部分患者有明显季节性，一般春末夏初病情发展加重，冬季缓解。任何部位皮肤均可发生，但好发于暴露及摩擦部位，如颜面部、颈部、手背、腕部、前臂及腰骶部等，口唇、阴唇、龟头、包皮内侧黏膜亦可累及，部分患者白斑沿神经节段单侧分布，少数患者皮损泛发遍及全身。皮损初发时为一片或几片色素减退斑，境界不清，逐渐扩大为境界清楚的色素脱失斑，呈乳白色，白斑中可出现散在的毛孔周围岛状色素区。白斑中毛发可变白亦可正常，发于头部者可仅有白发而无白斑。大多数患者无自觉症状。病程慢性迁延，有时可自行好转或消退。在病程进展期，白斑可向正常皮肤移行，有时机械性刺激如压力、摩擦、烧伤、外伤后也可继发白癜风（同形反应）；至稳定期，皮损停止发展，呈境界清楚的色素脱色斑，损害边缘的色素增加。

2. 分类 根据皮损范围和分布可将本病分为寻常型和节段型。

（1）寻常型：又分为散发型、泛发型、面肢端型和黏膜型。

①散发型：白斑散在，大小不一，但多对称分布。

②泛发型：常有局限型或散发型发展而来，白斑的总面积大于体表面积的 50% 以上。

③面肢端型：皮损分布于面部和肢体远端。

④黏膜型：皮损仅累及黏膜。

（2）节段型：表现为皮损按皮节或某一神经分布区分布。

三、病理学特征

白癜风组织病理除基底层黑色素细胞以及黑素颗粒的数量减少或消失外，一般没有炎症反应。白癜风患者基底细胞层黑素体和黑色素细胞减少或缺乏，在活动期损害内，中心处黑色素细胞密度周围处有异常增大的黑色素细胞，是边缘区处正常区域的 $2\sim3$ 倍。在较早的炎症期可观察到所谓白癜风隆起性边缘处的表皮水肿及海绵形成，真皮内可见淋巴细胞和组织细胞浸润。已形成的白癜风损害的主要变化是黑色素细胞内黑素体减少乃至消失。晚期脱色皮损内无黑色素细胞。

四、诊断与鉴别诊断

根据临床表现不难诊断本病。但需与下列疾病鉴别。

（一）单纯糠疹

单纯糠疹常见于儿童，面部局限性色素减退斑，而非脱色斑，且皮损边缘境界不清，表面常有细碎鳞屑。

（二）花斑糠疹

花斑糠疹损害常发生于颈、躯干、上肢，为圆形或卵圆形浅色斑，表面多有鳞屑，损害中易找到真菌。

（三）贫血痣

贫血痣为先天性色素减退斑，一般单侧分布，由于病变局部毛细血管稀少，摩擦或加热后白斑周围皮肤充血，而白斑本身不发红，可与白癜风相区别。

（四）色素斑

色素斑为出生时或出生后不久即有局限性浅色斑，往往沿神经节段分布，境界模糊，周围无色素沉着带，一般单发，持续终身。

（五）炎症后色素减退

炎症后色素减退有原发疾病史，如湿疹、皮炎、银屑病等，色素减退局限在原发疾病皮损部位，一般为暂时性，能自行恢复。

五、治疗

本病治疗目的主要是控制皮损进展，促进白斑复色。治疗措施选择主要考虑病期、面积、型别、部位、年龄、病程等。治疗原则是尽早治疗，尽可能根据不同患者采取个性化的综合疗法（中西医相结合，外用内服药物相结合，药物和理疗相结合，药物和理疗及外科手术疗法相结合）。治疗应长期坚持，每疗程至少持续 3 个月。

（一）糖皮质激素治疗

局部外用糖皮质激素治疗适用于白斑面积<10%的皮损。用超强效或强效激素。疗效最好的部位是面部和颈部，但要注意激素长期应用的不良反应，目前对面颈部皮损主要推荐用钙调磷酸酶抑制剂。

系统用糖皮质激素治疗主要适用于泛发性快速进展期白癜风患者。可小剂量口服泼尼松每日 0.3mg/kg，连服 1.5~3 个月，无效中止。见效后每 2~4 周递减 5mg，至隔日 1 片，维持 3~6 个月。或复方倍他米松 1mL，肌内注射，每 20~30d 1 次，可用 1~4 次。由于其不良反应多，不建议长期系统用激素治疗。一般对快速进展期患者，为尽快控制病情，前 3d 通常加倍使用，减药及停药较早。在快速控制疾病进展后，依靠中药及免疫调节剂继续治疗。

（二）钙调神经磷酸酶抑制剂

外用钙调神经磷酸酶抑制剂包括他克莫司软膏及吡美莫司霜。治疗时间为 3 个月至 1 年。复色效果最好的部位是面部和颈部。黏膜部位和生殖器部位也可以使用。

（三）维生素 D 衍生物

外用钙泊三醇及他卡西醇可用于治疗成人白癜风，每日外涂 2 次。维生素 D 衍生物可以与 NB-UVB、308 准分子激光、PUVA 等联合治疗，也可以与外用激素和钙调神经磷酸酶抑制剂联合治疗。局部外用钙泊三醇或他卡西醇可增强 NB-UVB 治疗白癜风的疗效。由于钙泊三醇及他卡西醇具有对 UVA 和 UVB 的光保护作用，所以建议光疗前 1d 晚上使用。

（四）中医中药

一般采用辨病结合辨证，分为进展期和稳定期 2 个阶段，形成与之相对应的 4 个主要证型（风湿郁热证、肝郁气滞、肝肾不足证、瘀血阻络证）。进展期表现为风湿郁热证、肝郁气滞，稳定期表现为肝肾不足证、瘀血阻络证。儿童常表现为脾胃虚弱。治疗上，进展期以祛邪为主，疏风清热利湿，疏肝解郁；稳定期以滋补肝肾、活血化瘀为主，根据部位选择相应引经药。

（五）光疗及光化学疗法（PUVA）

光疗有高能紫外光、氦氖激光、NB-UVB、308nm 准分子激光及准分子光等。由于高能紫外光疗效较差，正常皮肤色素沉着时间太长，氦氖激光疗效不肯定，随着 NB-UVB 用于白癜风的临床治疗，这两种光也逐渐在白癜风的治疗方法中淘汰。

1. 窄波 UVB（311nm）　波长范围 310~315nm，峰值波长 311nm。其治疗白癜风的机制可能是通过促进角质形成细胞释放内皮素-1，IL-1α，碱性成纤维细胞生长因子（bFGF），以及增加黑色素细胞酪氨酸酶的表达起作用。此外，窄波 UVB 还可抑制皮肤树突状细胞和 T 淋巴细胞的免疫功能。它和传统的 PUVA 相比具有安全性高、副作用少等优点。全身 NB-UVB 治疗适用于年龄>9 岁，白斑累及面积>20% 的患者。对年龄<9 岁，皮损泛发的进展期并能密切配合治疗的儿童也可应用。

窄波 UVB 的治疗操作步骤如下：

（1）治疗前注意事项：治疗时术者戴紫外线防护镜。若为眼周围皮损，嘱患者闭眼；若全身照射，要求患者穿短裤以保护生殖部位。

（2）治疗方法：起始剂量为最小红斑量的 70%，根据光感分型，中国人主要是 Ⅲ 型、Ⅳ 型皮肤，前者首次剂量定位 0.3~0.5J/cm²，后者定位 0.5~0.7J/cm²，每周照射 2 次。治疗初始阶段每次增加 20%~50% 剂量，出现淡红斑后一般每次增加 0~20% 剂量，最终单次剂量不超过 3.0J/cm²。

（3）治疗后注意事项：治疗期间嘱患者注意避免日光直射于体表，暴露区外涂遮光剂。部分患者对 NB-UVB 可产生光耐受性，治疗次数及疗程视个体光敏感性而定（继续光疗色素岛面积不再增加考虑光耐受产生）。出现耐受后可休息 3~6 个月再继续治疗。

2. 308nm 准分子激光　准分子激光是指受激二聚体所产生的连续的脉冲气体激光。二聚体由惰性气体和卤素气体各自以原子形式按一定比例和压力混合在一起。当电流通过时被激活的惰性气体和卤素气体可形成卤化物，释放出某一特定波长的单色光。308nm 准分子激光即 XeCI 准分子激光，是由惰性气体氙和卤素氯组成的二聚体受激发后释放出的波长为 308nm 的紫外光。308nm 准分子激光光斑直径可调，调节范围 2~18mm。每一脉冲能量可达 3~5.5mJ/cm^2，最深可透达 1.5mm 的真皮浅层。

308nm 准分子激光治疗白癜风的机制并不明确，可能包括以下两方面：①诱导病损处活化的 T 淋巴细胞凋亡，可直接促使病理性的 T 淋巴细胞凋亡；还可作用于角质形成细胞，使前者产生细胞因子 TGF-β1 而间接诱导淋巴细胞凋亡。②刺激黑色素细胞增生，促进黑素生成，通过促进未被累及的毛囊外毛根鞘储备的无色素黑色素细胞增殖，产生黑素并移行至白斑处。

适应证：适用于治疗皮损面积小于 30% 的稳定期局部白癜风患者。联合外用他克莫司或吡美莫司等可提高其疗效。

308nm 准分子激光治疗稳定期白癜风和目前常用的治疗手段相比优势在于：①该仪器操作灵活，对于局灶部位病变，尤其是皱褶部位的治疗有优势。②308nm 准分子激光能量高，见效快，同时可以减少皮肤紫外线的总累积量。③308nm 准分子激光是以光斑输出的形式作用于皮损处，不影响周围正常皮肤，可降低周围皮肤老化和皮肤癌等发生概率。

308nm 准分子激光的治疗操作步骤如下：

（1）治疗前准备：治疗时皮损周围涂搽遮光剂或用遮光板保护正常皮肤。治疗人员使用防护镜，患者闭眼以保护眼睛。治疗无疼痛感因此不需要表皮麻醉，无须使用任何耦合剂冷凝胶等。清洁治疗部位并用新洁尔灭消毒。

选择患者上臂部或后背部偏下未晒伤的正常皮肤进行最低照射剂量（MED）测试，根据 MED 测试结果选择初始剂量。

（2）治疗剂量：治疗的初始剂量（ID）按照 MED 和皮损的部位来定。一般为 0.5~1MED，同时根据不同部位选取不同的初始治疗剂量。后续的照射剂量视前次照射后皮损处出现红斑的反应情况而定，红斑持续时间小于 24h，治疗剂量提高 50~100mJ/cm^2，儿童为 25~50mJ/cm^2，红斑持续时间 24~48h，治疗剂量与上次保持一致。红斑持续时间 48~60h，治疗剂量降低 50~100mJ/cm^2，儿童 25~50mJ/cm^2。红斑持续时间 60~72h 或出现明显水疱、灼痛等症状，治疗时间相应推后至上述症状基本消退，下次治疗剂量降低 100mJ/cm^2。

（3）治疗频率：每周 1~3 次均可，较多采用每周 2 次，每次间隔时间 3~4d，这样既能较快地获得效果，又不至于因治疗太频繁而出现副作用。部分患者由于色素生长缓慢合并外搽 3% 的他克莫司乳膏。多需治疗 10~50 次，平均 35 次。一般来说，其面颈部治疗效果应优于躯干四肢，而躯干四肢优于肢端关节处。

（4）术后注意事项：治疗部位的烧灼感、红斑、水疱等反应大多较为轻微，一般无须特殊处理，避免摩擦治疗部位，必要时给予防止感染的相应处理。治疗部位要注意防晒。

3. 光化学疗法（PUVA）　光化学疗法是将光敏剂和长波紫外线（320~482nm 的紫外线）结合治疗疾病的方法。其可能的机制是：刺激白癜风皮肤毛囊内残余的黑色素细胞的增生、肥大，黑素小体数目增多。治疗时均应戴护目镜、保护正常皮肤。其最常见的并发症是超剂量给药和光毒反应、皮肤老化。过度的日晒和缺乏足够的剂量参数是造成上述并发症的主要原因。目前随着更为安全有效的中波窄谱紫外线的普及应用，光化学疗法基本已退出临床治疗。

（六）移植治疗

移植治疗适用于稳定期白癜风患者，尤其适用于局限型和节段型白癜风患者，其他类型白癜风的暴露部位皮损也可以采用，进展期白癜风及瘢痕体质患者为绝对禁忌证。常用的移植方法包括自体表皮片移植、微小皮片移植、刃厚皮片移植、自体非培养表皮细胞悬液移植、自体培养黑色素细胞移植及单株毛囊移植等。自体表皮片移植及表皮细胞悬液移植操作方便，且疗效较好。移植治疗与光疗联合治疗可以提高临床疗效。

1. CO_2 激光辅助自体表皮移植 应用表皮细胞分离机将患者自体正常皮肤通过负压吸疱取下带有黑色素细胞的表皮后，移植于已利用超脉冲 CO_2 激光去除表皮后的白斑皮损区，使移植的表皮黑色素细胞在皮损区生长，从而使皮损区色素重现。而供皮区疱底留有部分表皮及黑色素细胞，术后色素也可恢复正常，愈合后不留瘢痕。

CO_2 激光辅助制备受区创面与机械磨削、负压吸疱、液氮冷冻等方法相比较，具有下列优点：①操作简便，面积和深度易控制。②特别适合棱角多、不平整部位的皮肤。③对于边缘不规则、含有色素岛的不完全白斑皮损同样适合，可将白斑皮损连同色素岛一同气化后植皮。④术后白斑处色素生长亦较均匀、完整、美观。⑤激光具有杀菌作用，污染少，术后感染少。⑥激光可对任意大小皮损进行气化磨削，因此治疗面积相对不受限制。

CO_2 激光辅助自体表皮移植治疗操作步骤如下：

（1）选择供皮区。可选取腹部、臀部及四肢正常皮肤，亦可选用胸、背及股内侧的正常皮肤。根据供皮区选取合适体位。

（2）供皮区取皮。表皮分离机的工作负压维持在 40~50kPa 水平，注意供区发疱时皮温不宜过高，以免引起大量组织液外渗，造成局部瘀血甚至血疱。一般 50~90min 后，表皮与真皮完全分离，形成直径约 1cm 的水疱，然后给予起疱处皮肤常规消毒，用眼科虹膜剪剪下供皮区疱壁，使真皮面朝上平铺于凡士林纱布上备用。供区涂抗生素软膏，用无菌敷料包扎固定。因表皮细胞分离机一次所能提供的皮片有限，对于皮损面积较大者，可分区分次进行，每隔 2 个月治疗 1 次。

（3）受皮区移植。术前白斑受皮区需备皮，拔出病变区毛发，特别是唇、眉及发际等处皮损部位，给予复方利多卡因乳膏外涂表面麻醉 60min 后，常规消毒，选择超脉冲 CO_2 激光参数 350mJ，脉冲 150/s，光斑 3mm，照射白斑皮损区以汽化后白斑出现散在出血点为止。用眼科镊取备好皮片，并展开平铺于创面，务必使表皮片下不能留有死腔及气泡，皮片之间相隔小于 1mm。皮片移植完毕后，用无菌凡士林纱布轻压手术区，敷料加压包扎固定。

（4）术后注意事项。术后常规给予抗生素口服，7~10d 去除敷料，2~4 周后，受区开始出现新生色素，8 周后复查。口周、眼周、颈部病变表皮移植后 1 周内应严格限制局限活动，防止表皮滑动。表皮移植后数月内植皮区可能颜色较深，一般 6~12 个月逐渐与正常皮肤趋于一致。部分病例新生色素周围短期内会有白斑边界，数月后新生色素有可能由移植皮片向周围扩展而使白斑范围减少甚至消失。如果 1 年后白斑仍未消失，方可在遗留的白斑部位再次进行本手术。复色局部可出现色素深于周边正常皮肤，残留花斑样白；供皮区色素沉着或脱色，或轻微瘢痕形成。

2. 铒激光辅助自体表皮移植　受皮区也可采用铒激光磨削，光斑 3mm 或 5mm，能量密度 4~10J/cm²，频率 5Hz，其他操作步骤同超脉冲 CO_2 激光。

（七）单纯 CO_2 激光磨削术

CO_2 磨削术适用于治疗平整或非平整部位的稳定期或阶段型白癜风。激光磨削术可以激活外毛根鞘中无黑色素合成活性的黑色素细胞，使其增殖、分化成熟，向白斑处补充成熟的黑色素细胞。但只对不完全性白斑有一定的疗效，不适于治疗完全性白斑，磨削方法同激光辅助自体表皮移植术中的受区磨削术。

（八）脱色治疗

脱色治疗主要适用于白斑累及面积>95%的患者。已经证实对复色治疗的各种方法抵抗，在患者要求下可接受皮肤脱色。常用脱色剂：20%莫诺苯腙（氢醌单苯醚），每日 2 次，连用 3~6 周；也可用 20%4-甲氧基苯酚霜（对苯二酚单甲醚）。临床中采用 Q755nm 激光疗效颇满意。从激光的特性看，Q694nm 激光（红宝石）可能更佳。

（九）遮盖疗法

遮盖疗法用于暴露部位皮损，采用含染料的化妆品涂擦白斑，使颜色接近周围正常皮肤色泽。

（十）儿童白癜风

局限性白斑：<2 岁的儿童，一般外用中效糖皮质激素治疗，采用间歇外用疗法（用 4 周，停 2 周），2 个月内无反应则可能无效，需换用其他治疗方法；>2 岁的儿童，可外用中强效或强效激素。局部外用维生素 D 衍生物可能加强激素的疗效。局部钙调神经磷酸酶抑制剂他克莫司软膏及吡美莫司霜等对儿童白癜风效果较好（>2 岁的儿童），308nm 准分子激光可用于治疗<2 岁儿童。临床治疗中，我们对<2 岁的儿童应用钙调神经磷酸酶抑制剂，未发现可见的不良反应。

泛发白斑：>9 岁的儿童，皮损面积>20%，采用 NB-UVB 治疗。<9 岁的儿童皮损泛发也可以考虑采用 NB-UVB 治疗。快速进展期的儿童白癜风皮损可采用小剂量激素口服治疗，推荐口服泼尼松 5~10mg/d，连用 2~3 周。如有必要，可以在 4~6 周后再重复治疗 1 次。

（十一）辅助治疗

应避免外伤和暴晒，特别是在进展期。补充维生素 B、维生素 E、叶酸、锌剂、钙剂及硒等可能有一定帮助。治疗伴发疾病。心理咨询，解除顾虑、树立信心、坚持治疗。

（十二）预后

一般来说，本病面部复色效果最好，口唇、手足部位复色效果最差。从年龄来说，儿童治疗效果好于成人。病程短，早期治疗效果好，病程长者治疗效果相对较差。

色素减退性瘢痕

色素减退性瘢痕不是由于原发性黑色素细胞结构或功能缺陷所致的色素减少，而是后天炎症部位的继发性色素减少性疾病。

一、病因及发病机制

本病发生多见于以下因素：
（1）多见于多种炎症性皮肤病后。
（2）烧伤或溃疡愈后的瘢痕处。
（3）皮肤冷冻、激光、放射性核素等治疗后色素减退。
（4）某些皮肤病后：如红斑狼疮、扁平苔藓、硬化性萎缩性苔藓、银屑病与神经性皮炎后色素减少等。

本病发病机制可能与以下因素有关：黑色素细胞缺乏、黑色素细胞转运异常、化学物质对黑素的生物合成的抑制及由于对抗紫外线作用的防护机制障碍等。

二、临床表现

色素减退发生于出现炎症损害的部位，边界往往不清；色素减退程度常不及白癜风明显，某些色素减退皮损上还可看到不同程度的萎缩性瘢痕存在。

三、病理学特征

本病除原发炎症性疾病后组织象外，皮肤中黑色素细胞减少，黑色素颗粒缺乏。

四、诊断与鉴别诊断

本病根据炎症病史及色素减退斑，不难诊断。本病主要与白癜风鉴别，白癜风往往突然发病，皮疹可见于任何部位，以暴露及摩擦部位多见，口腔、龟头黏膜等部位亦可累及。皮损为色素脱失斑，大小不等，界限清晰，皮损发生前局部皮肤无炎症损害出现，皮损表面无鳞屑，无萎缩性瘢痕存在。

五、治疗

本病治疗以治疗原发病为主，对损害区的色素减退斑经久不愈者，可采用外科切除、植皮、皮瓣转移等方法。对不愿行外科治疗或局限性的不适合外科治疗的色素减退斑，可采用 CO_2 激光辅助自体表皮移植，具体方法同白癜风的治疗，但瘢痕组织血供较差，影响皮片的存活，有统计皮片存活率仅 67.5%。皮片移植后，局部包扎固定非常重要，否则也影响皮片存活。其主要的并发症有色素加深、局部不平整等。另有临床报道用 1 550nm 铒点阵激光联合贝美前列素及维甲酸或吡美莫司外用治疗色素减退性瘢痕具有一定的改善作用，且无明显不良反应。

皮肤萎缩纹

皮肤萎缩纹又称膨胀纹，由于皮肤的膨胀引起萎缩状柔软的条纹，其形成与皮肤的弹力纤维变脆弱有关。常常见于妊娠期或青年时期体重急剧增加者，其他局部长期外用强效糖皮质激素者、患高皮质醇血症、内分泌异常以及结缔组织病者等亦可出现皮肤萎缩纹。

一、病因及发病机制

患者局部皮肤弹力纤维脆弱是受内分泌的影响。孕妇及青年时期肾上腺皮质分泌旺盛，库欣综合征等疾病肾上腺皮质功能亢进，分泌大量的糖生成肾上腺皮质酮，或长期大量应用类固醇激素的患者体内有大量糖生成肾上腺皮质酮，能使部分纤维蛋白分解成糖，使皮肤的结缔组织尤其弹力纤维脆弱，皮肤的弹力纤维及胶原纤维都变性，弹力纤维显著变细。因此，当妇女的腹壁因怀孕而迅速膨胀，青年迅速发育而急剧增高或变胖，喂乳的乳房因乳汁迅速增加而变大，库欣综合征及长期大量应用类固醇激素患者的皮下脂肪在短期内大量增多时，弹力纤维在皮肤过力伸张时失其作用，皮肤像绸缎过分拉扯似的发生裂纹，不再恢复原状，都可有此纹出现。

二、临床表现

本病初起时呈线状红色或紫红色斑，皮下血管隐约可见，用指压时起皱纹，又称为紫纹。过一段时间后皮损渐由紫红变淡黄白或正常皮色，像萎缩的线状瘢痕，永久存在，无自觉症状。

常发生于迅速长高或肥胖的青年人膝部附近，上臂内侧，股内侧及腰部背侧，也可发生于喂乳妇女的乳房，更常见孕妇腹壁而称妊娠纹，其他肾上腺皮质亢进者或长期口服皮质类固醇激素者多发生于上臂内侧及股内侧。

三、病理学特征

本病组织变化为表皮萎缩，真皮网状纤维肿胀，胶原纤维变性，弹力纤维变细，弹力纤维染色变淡；在陈旧损害的中央几乎完全没有弹力纤维，仅边缘部分有些卷曲的弹力纤维细丝。

四、诊断与鉴别诊断

根据发病部位、发病人群及临床表现，本病易于诊断。

五、治疗

本病对健康无影响，一般无须治疗。出于美容目的要求治疗者，可采用射频治疗和点阵激光治疗改善。

（一）射频技术

射频（RF）技术是一种可以在空间辐射远距离传导的高频电磁波，频率高达1～40.68MHz/s。用于皮肤美容的射频技术主要作用于皮肤真皮层及皮下组织，其生物效应是热效应。通过射频的透热原理使真皮层胶原蛋白及真皮下组织纤维产生变化，胶原蛋白是由氢键连接各链组成的三股螺旋结构，热效应使三级螺旋结构变得不稳定，螺旋结构被解开后胶原蛋白发生收缩，产生射频的即刻效应。

在治疗后的数周甚至数个月内，机体的热损伤修复机制开启，Ⅰ型胶原蛋白 mRNA 表达明显上调，新生胶原蛋白增多，加强射频治疗的远期效应，产生的热量还可以将皮肤与其皮下深部的筋膜纤维紧密黏附，达到皮肤紧致提升的效果。

皮肤萎缩纹的治疗主要应用单极射频，单极射频发射极与接收极距离较远，形成的电磁场范围较大，所以加热面积相对较大，加热深度可深达 15～20mm，所以对于腰腹部、四肢及臀、股部皮肤收紧提拉有较明显的优势。射频作用于皮肤，除了可促使胶原纤维增生、重新排列，同时还可促进淋巴循环加快，加速分解皮下脂肪细胞，从而达到改善橘皮样外观的目的。

射频治疗操作步骤如下：

1. 术前注意事项　术前医生与患者应充分沟通，对于不同程度皮肤萎缩纹的治疗，射频仅仅可达到外观改善的目的，并非是治愈性的治疗方式。患者应充分理解并接受治疗的终极情况。另外，具有以下射频治疗禁忌证的患者，应避免接受此种治疗方式。

（1）体内埋有金属器件，如心脏起搏器、人工心脏等医疗电子器械的周围禁止使用。

（2）怀孕、哺乳期女性患者，癫痫患者。

（3）有严重高血压、冠心病、糖尿病、心脏病、甲状腺疾病、血液疾病等患者。

（4）治疗区有严重皮肤疾病者。

（5）严重瘢痕疙瘩患者慎用。

2. 术前清洁　使用洁肤产品彻底清洁皮肤上的化妆品，包括隔离霜、防晒霜等，并用无纺洁面纸擦拭，保持皮肤干燥无水。治疗时应摘除身体上佩戴的所有金属饰品。

3. 表面麻醉/全身麻醉　一般射频透热治疗无须麻醉，如在治疗部位注射或涂抹利多卡因或类似的麻醉剂或其他物质，将改变自然电阻并以不可预知方式改变组织加热面，可能加重组织损害。

4. 术中治疗反应　在治疗部位涂抹矿物油或专用涂剂，以免治疗头异常放电，同时保证治疗头顺利滑动，避免与皮肤发生摩擦。治疗参数需根据患者治疗区域的皮肤质地和外观及其可耐受的热度等具体情况进行个体化调节，治疗后的最佳反应是脉冲结束后即刻观察到皮肤轻度红斑形成。

5. 术后术区的处理　治疗后建议即刻使用温热水彻底清洁治疗区域；给予保湿润肤乳液外涂，缓解皮肤干燥不适感。

6. 术后注意事项

（1）当日避免蒸桑拿等（避免水分流失造成皮肤发干）。

（2）治疗后即刻饮至少 1 杯（300mL/杯）温开水，24h 内饮 6～8 杯水。

（3）常规防晒，术区应注意给予保湿护理。

（4）疗程间隔：2周1次。

（5）疗程：每疗程4~6次治疗。

（二）点阵激光仪

点阵激光作为一种通过局灶性光热作用原理达到治疗目的的新型激光，具有表皮重建作用。当皮肤组织水吸收激光能量后，在皮肤形成多个柱形结构微热损伤区（MTZ）的24h内，周围正常组织的角质形成细胞即向MTZ迁移进行修复。同时，激光能量作用至真皮深层，使真皮胶原组织收缩、变性，刺激胶原蛋白增生，从而形成新的胶原组织。Kim等采用1 550nm点阵激光治疗6例女性右侧臀部的萎缩纹，治疗后8周，萎缩纹外观出现实质性改善，皮肤弹性恢复正常，表皮厚度、胶原和弹性纤维含量增加，仅有轻到中度的疼痛和暂时的色素沉着。随着剥脱性点阵激光2 940nm铒激光的应用，临床显示此类激光改善皮肤萎缩纹的效果优于非剥脱性点阵激光。

Pixel 2 940nm Er：YAG点阵激光治疗操作步骤如下：

1. 术前注意事项 术前医生与患者应充分沟通，排除以下禁忌证：

（1）瘢痕体质者。

（2）怀孕、哺乳期女性患者，癫痫患者。

（3）易产生色素沉着或异常者。

（4）活动期白癜风和银屑病患者，或治疗区有严重皮肤疾病者。

（5）精神病患者或对治疗有过高期望值者。

2. 术前清洁 使用洁肤产品彻底清洁皮肤上的化妆品，包括隔离霜、防晒霜等，术区新洁尔灭消毒。

3. 表面麻醉/全身麻醉 治疗时轻微疼痛，耐受低者可局部外用麻醉药膏。

4. 术中治疗反应 波长2 940nm，微孔直径一般为70~100μm，微孔密度可调节。为增加穿透深度，可对同一区域进行2~3个回合的照射。治疗终点达到术区皮肤出现微红肿即可。

5. 术后术区的处理 治疗后创面即刻给予冰敷30min左右。

6. 术后注意事项

（1）激光术后2~3d，治疗区尽可能不要洗浴。

（2）一般痂皮会在7~10d脱落，因抓挠或桑拿等原因导致结痂脱落时，痂脱落部位会泛红，几天后出现色素沉着，很可能会变黑，因此要让其自然脱落。术区注意防晒。

（3）治疗区皮肤可能会出现红斑，持续数小时至数天，应避免各种刺激。

（4）部分患者可产生色素沉着，一般可自然消退。

（5）建议每月治疗1次，每个疗程2~5次。

第三章 血管性皮肤病的激光治疗

鲜红斑痣

鲜红斑痣（port wine stain，PWS）又称葡萄酒样痣或毛细血管扩张痣，是扩张的毛细血管组成的较扁平且很少隆起的斑块，属于先天性毛细血管畸形。

一、病因及发病机制

鲜红斑痣的病因及发病机制不明，一般认为是机体在胚胎发育时在遗传因素的参与下一些基因的表达、转译或蛋白质的翻译出错所导致的结果。常在出生时或出生后不久出现，病灶面积随身体生长而相应增大，终生不消退。发病率在新生儿中为0.3%~0.5%。

鲜红斑痣的发病常为散发性，但也有鲜红斑痣家系的报道，为常染色体显性遗传。部分患者为后天发病，诱因可能是外伤、口服避孕药或长期日晒等。鲜红斑痣皮损处毛细血管扩张，但内皮细胞外观正常，免疫组化染色（包括Ⅷ因子、纤维结合素和基底膜蛋白等）也无法区分皮损处的毛细血管和正常真皮中毛细血管的差别。然而，S100蛋白染色显示皮损处支配真皮浅层血管的交感神经末梢显著减少，可能与血管张力的改变和毛细血管扩张有关。

二、临床表现

鲜红斑痣多发于婴儿或儿童，男女发病率基本相当。皮损好发于面、颈和头皮，大多为单侧性，偶为双侧性，有时累及黏膜。大部分鲜红斑痣的位置都非常表浅。平均深度为0.46mm。新发的皮疹表现为境界清楚的红斑，身体任何部分都可累及，但90%发生于头颈部，尤其是三叉神经的第一支和第二支。

鲜红斑痣皮损起初为粉红色，随年龄的增长逐渐呈现深红色甚至紫红色。皮损的颜色与血管的深浅及粗细没有相关性。血管逐渐扩张迂曲，皮损颜色加深，增厚，呈鹅卵石样外观，继而可出现结节。有研究结果显示到46岁时，约有2/3的患者会出现皮损增生，结节形成。开始出现增生肥厚的年龄平均为37岁。结节易破溃出血。即使在婴儿期，鲜红斑痣的斑块也可能出现化脓性肉芽肿。鲜红斑痣的皮损一般终生存在，很少自然缓解。鲜红斑痣可伴有皮损下的皮肤、软组织和骨的肥大。

除影响容貌和美观外，鲜红斑痣可伴发青光眼（若鲜红斑痣累及三叉神经和上颌支，则患青光眼的概率为45%），皮损可出现破溃出血也容易继发感染。9.5%的面部鲜红斑痣患者会伴有眼及神经系统的异常。一般鲜红斑痣皮损受累面积越大，越容易并发神经、眼或其他系统的异常。

在活体行血管显微摄影下观察，鲜红斑痣表现为两种类型：

（1）迂曲、表浅而扩张的血管袢（斑点型）。

（2）浅表、平行的血管丛扩张（环形）。

部分皮损同时具有两个型别的特点。第一型鲜红斑痣对脉冲染料激光治疗的反应更好，第二型皮损的位置相对较深而且扩张的血管和平行的血管丛之间有交通支。

三、病理学特征

镜下显示，本病皮损真皮上、中部可见群集扩张的毛细血管及成熟的内皮细胞，随年龄增长，毛细血管扩张也增加，可延及真皮深层和皮下组织，但无内皮细胞增生。血管周围有排列疏松的胶原纤维，管腔内充满红细胞，但婴儿期无明显异常，成人期仅见乳头下层血管扩张。

四、诊断与鉴别诊断

根据出生时即有或出生后发生于面、颈部的鲜红色或暗红色斑片，随身体长大而扩大，不自然消退等特点可做出诊断。

本病主要与以下疾病鉴别：

（1）早期的婴儿血管瘤（congenial hemangioma）：观察破损的发展变化才能做出正确判断。一般血管瘤的发展非常快。

（2）婴儿鲜红斑痣（infant port wine stain）：又名单纯痣、鲑鱼斑、中线毛细血管扩张痣等，常累及额中部、鼻、上唇、枕部头皮或眼睑。常为淡粉色，比鲜红斑痣的颜色要淡。在大多数情况下，皮损到1~2岁即逐渐变浅或消失。然而，枕部或腰部的皮损可终身不退。

五、治疗

1. 手术治疗　适用于较大的血管瘤或内脏血管瘤。

2. 激光治疗

（1）常用激光治疗器：鲜红斑痣的治疗目的在于在不损伤表皮的前提下，利用选择性光热作用原理最大限度地破坏病变处的血管。

①脉冲染料激光：是治疗鲜红斑痣的金标准，波长为577nm、585nm或595nm，可被氧化血红蛋白选择性吸收，对表皮的其他成分损伤很小。虽然氧合血红蛋白的最佳吸收峰为420nm，但该波长穿透太强不能到达真皮的血管。与585nm的波长相比，595nm对氧和血红蛋白的吸收特异性有所下降，但和后者比前者穿透更深，所以更适用于位置较深的血管。脉宽一般选择在0.45~40ms，儿童鲜红斑痣血管非常细，最佳的脉宽为0.5ms，较粗大的血管则选择较长的脉宽。能量密度一般为5~10J/cm²。为缓解疼痛，

可在术前外涂表面麻醉剂（30~40min）并封包。治疗终点为皮损颜色变深，出现紫癜。常见的副作用为水疱和大疱、炎症后色素沉着、色素减退、皮肤敏感和瘢痕。

脉冲染料激光尤其适合于儿童鲜红斑痣皮损中较细小的毛细血管，对增生性或结节性皮损疗效较差。且随治疗次数的增加颜色变浅。研究表明平均治疗 2.5 次，总改善率为 75%。一般来说，5~10 次治疗能得到根除或改善。表浅的皮损清除的较快，1~2 次治疗即可改善 95%。成人鲜红斑痣对脉冲染料激光治疗的反应不如儿童，而且约 20%对治疗抵抗。首次治疗改善率大约在 50%。

早期治疗的好处包括：改善更快，所以需要的治疗次数少；皮损面积小，所以总脉冲数少；对麻醉的要求小。

②Nd：YAG 激光：使用穿透力更强、脉宽更宽的 1 064nm 的 Nd：YAG 激光治疗顽固性或肥厚型鲜红斑痣是可行的。虽然皮肤血管和色素对于 1 064nm Nd：YAG 激光的吸收程度和 585nm 激光类似，但是在 1 064nm 时吸收的绝对值和散射系数较低。鲜红斑痣的病灶一般在真皮下 3~5mm，而脉冲染料激光只能穿透 1~2mm 处，所以对于清除深处的病灶来说使用更长波长的激光是可行的。长脉宽 Nd：YAG 激光很少引发紫癜，但容易造成水疱和瘢痕。常用的脉宽为 10~50ms，能量密度为 40~120J/cm²，治疗间隔为 1~2 个月，需要治疗 4~10 次。

③双波长激光：双波长激光包括脉冲染料激光和长脉宽 Nd：YAG 激光，脉冲染料激光的波长和氧合血红蛋白的吸收峰较为接近，故特异性很强，但由于波长短、穿透浅、无法有效地治疗深部粗大的血管，所以疗效有限且容易复发。如能量过大会引起紫癜。后期的鲜红斑痣通常会伴有软组织增生，其病灶位置更深，因而更难得到有效治疗。随着病灶的发展和接受激光辐射次数的增多，患处的血管壁会变厚，所以在接受多次脉冲染料激光治疗后，皮肤组织对后续的治疗产生抵抗作用。Nd：YAG 激光穿透更深，更适于与皮肤结节或深红色、紫红色的鲜红斑痣的治疗。但它不是氧合血红蛋白的特异吸收光谱，能量加大后容易产生瘢痕，治疗窗窄（有效剂量接近损伤计量）。

血管性疾病的光学特性会随着激光的照射而发生变化，当脉冲染料激光的能量大于 5J/cm² 时，氧合血红蛋白即转化为正铁血红蛋白。后者为褐色，对 1 064nm 有更大的吸收峰。因此，双波长激光通过序贯式发射模式，先发射脉冲染料激光让氧合血红蛋白瞬间转化为正铁血红蛋白，再发射 Nd：YAG 激光。这种双波长的激光发射模式，大大提高了治疗的特异性和有效性，又减少了紫癜和瘢痕的发生率。

一般的组合方式是：脉冲染料激光脉宽 0.25~10ms，能量密度 4~9J/cm²；1 064nm 激光脉宽为 15~40ms，能量密度为 20~60J/cm²。两种激光的输出间隔为 500~1 000ms。两次治疗的间隔为 6~8 周。具体情况根据病灶的实际形态学特征和治疗反应而定。治疗过程中需要全程风冷，如需要麻醉，可外用复方利多卡因霜（2%利多卡因+2%的丙氨卡因）。治疗的不良反应一般包括疼痛、红斑、水肿、水疱、大疱、色素异常、瘢痕等。

④倍频 Nd：YAG 激光：是复发性鲜红斑痣的一种可选方案。其缺点是波长较短（532nm），所以穿透深度不够，而且副作用较多，如暂时性色素异常和皮肤瘢痕（因为黑色素对 532nm 激光的竞争性吸收很高）。因而 532nm 激光仅限于对顽固鲜红斑痣的治

疗，应尽量使用较长的脉宽（小于血管的热弛豫时间）以避免紫癜。

⑤强脉冲光：强脉冲光为宽光谱的以脉冲方式发出的强光。尽管脉冲染料激光是治疗鲜红斑痣的金标准，但强脉冲光也可发挥很好的治疗效果，包括对于脉冲染料激光治疗仪已经抵抗的皮损。如使用 LumenisOne 系统，则单脉冲的治疗参数为：滤光片 560nm/590nm/640nm，脉宽 4~10ms，能量密度 12~22J/cm²。双脉冲的治疗参数为滤光片 560nm/590nm，脉宽为 3.5~4.0ms，能量密度 17~30J/cm²，治疗间隔 20~33ms；脉冲的治疗参数为滤光片 560nm/590nm，脉宽 3.5~4.0ms，能量密度 17~40J/cm²；治疗间隔 20~40ms。

（2）激光术后皮肤护理：患者在激光治疗后，皮肤屏障会受到不同程度的破坏，因此术后的皮肤护理和使用合适的医学护肤品修复受损的皮肤就非常必要。

①减轻红斑、渗出：激光术后，根据皮肤的即刻表现可选用一些含有抗敏、消炎、保湿成分的面膜贴服或用纱布包裹冰袋后冷敷局部治疗的皮肤。如果治疗后皮肤颜色泛白，冷冰敷时间在 30min 左右；如果只是一般正常的充血、红肿，冷冰敷时间约为 15min，在这期间尽量不要摩擦皮肤。如果红斑、肿胀、渗血渗液明显，则可选用 3% 的硼酸溶液或 5% 呋喃西林溶液冰敷。

②减轻炎症反应，预防感染：为了防止术后皮肤发生创面感染，可用莫匹罗星软膏、红霉素软膏或庆大霉素针剂等外涂于创面，如果激光治疗面积较大，炎症反应重，可口服泼尼松 10mg/次，每日 3 次，连续 3d，以加强消炎作用。

③促进创面愈合：碱性成纤维细胞生长因子（BFGF）是重要的促有丝分裂因子。其主要的生物学作用有促进创伤愈合与组织修复，促进组织再生并参与神经再生，促进新生血管形成等。因此，激光治疗术后可用 BFGF 凝胶或喷雾涂抹或均匀喷洒于创面，促进愈合。

④促进皮肤再生修复，重建皮肤正常结构，恢复皮肤生理功能：由于激光治疗不同程度地伤害了皮肤的皮脂膜、角质层、水通道蛋白、皮肤的砖墙结构、基底层等皮肤结构，故应促进皮肤的再生和修复，在治疗后的 3~6 个月，选用合适的具有抗敏保湿功效的医学护肤品是非常必要的。

⑤防晒：外出戴太阳帽、穿棉质长袖上衣及长裤、撑遮阳伞（最好是专用的防紫外线伞），外涂防晒霜，避免在日光强烈的时间段里（上午 10 时至下午 4 时）长时间暴露在日光下；由于激光术后容易引起色素沉着的不良反应，因此要选用安全性高且防晒效果佳的防晒产品：UVB 防晒指数 SPF 高于 30，UVA 防护指数 PFA 高于++；R 指数较大的物理防晒产品。

3. **其他**

（1）放射治疗：用浅层 X 射线照射，对毛细血管瘤治疗有效果。

（2）冷冻治疗：液氮冷冻，可根据皮损的大小和形状选择适当的治疗方法，多用于毛细血管瘤，但此方法遗留瘢痕。

（3）光动力治疗：光动力治疗是鲜红斑痣的一个治疗选择，也可能会成为未来鲜红斑痣的发展方向。

光动力治疗的治疗原理是当光敏剂被注入血管后，可在血液中形成较高的浓度，一定时间内血管内外有较大的浓度差，光敏剂可迅速被血管内皮细胞选择性集中吸收，血管内皮细胞吸收的光敏剂远远高于真皮血管外间质和表皮细胞，此时对患者给予适当剂量特定波长的激光照射，该处血管内皮细胞因吸收光敏剂较多可产生强烈的光敏反应，产生活性氧（如单态氧），起到细胞毒性作用使血管内皮细胞损伤，血管壁破坏，而真皮血管外间质和表皮细胞因不含或较少含有光敏剂，故不产生或仅产生轻微的可恢复的光敏反应，从而既有效地破坏畸形毛细血管网，又能完好地保留其上的表皮及周围的表皮组织。

光敏剂一般选用血卟啉衍生物（HpD）、血卟啉单甲醚（HMME）等，推药前应做皮试，阴性者方可注射光敏剂。治疗时 HpD 或者 HMME 按照 4.5~5.5mg/kg 的剂量，静脉注射后立即以激光照射。传统光源 Ar+ 激光，也可以用氩离子泵染料激光（630nm）、铜蒸气激光（511nm、578nm）或倍频 Nd：YAG 激光（532nm）。照射时应保持照射头和照射平面垂直，注意光斑的大小，密切观察照射区的变化情况，结合患者年龄、肤色等因素准确掌握照射时间（照射时间一般为 35~60min）。HpD-PDT 治疗后避光 1 个月，HMME-PDT 治疗后仅需避光 1~2 周。待治疗区创面修复后可进行第二次治疗，两次治疗间隔为 1 个月左右。

光动力学治疗鲜红斑痣以儿童粉红色皮损最理想，紫红色肥厚皮损疗效较差。激光照射时间过长有遗留瘢痕的可能，与 HpD-PDT 相比。HMME-PDT 具有术后反应轻、愈合期短、安全度大、避光期短等优点。

草莓状血管瘤

草莓状血管瘤（strawberry nevus, hemangioma）又称毛细血管瘤（capillary hemangioma）或单纯性血管瘤（hemangioma simplex），是新生儿最常见的良性肿瘤，主要由毛细血管和小静脉构成。

一、病因及发病机制

草莓状血管瘤的病因和细胞来源均不清楚。细胞可能源于胎盘组织、内皮前体细胞和间充质干细胞，发生的原因可能是胚胎期将发育为血管的组织，未与正常发育中的血管系统相连接，留在较表浅的皮肤上，这些血管组织就发育为血管瘤。又因血管瘤常见于早产儿或低体重新生儿，所以有人推测血管瘤与胚胎发育不成熟有关。

二、临床表现

血管瘤往往在出生 1 个月时才出现，女性患儿是男性的 3 倍。高加索人种发病率较高。80%的草莓状血管瘤为单发孤立的肿瘤。60%累及头颈部；20%累及躯干，尤其是肛周和女阴部；55%累及四肢。可累及皮肤黏膜和其他软组织，如肝脏、胃肠道、喉、中枢神经系统、胰腺、胆囊、胸腺、脾、淋巴结、肺、膀胱和肾上腺。

血管瘤外形各异，可以是圆顶形、圆凸形、斑片样、瘤样或几种形态的综合。初为红色的斑点，迅速扩大，至 1~2 岁停止生长，慢慢自愈。其生长特性与肿瘤的大小、深度、形态和质地有关。因其形如草莓故名。除发生于皮肤外，也可累及皮下组织和肌肉组织，一般不侵犯骨组织。发生于皮肤或肌肉组织的血管瘤可损伤血管引起继发感染或溃疡。

血管瘤在增生期会出现溃疡（5%~11%）和感染，常见于易摩擦部位，如唇部或者肛周生殖器。皮损溃烂后易出血。如血管瘤范围较大，有时会累及下方的骨，导致骨变形。鼻尖的血管瘤常导致鼻软骨的变形。眼睑部位的血管瘤会影响视力。大的血管瘤可阻塞气道影响呼吸。

如果血管瘤位置较深，其上皮肤可以是正常外观。颜色与深度有关，靠近表面的呈现鲜红或猩红色，位于深层的呈现紫色、蓝色或肉色。常伴有放射状的毛细血管扩张和表浅静脉。

血管瘤由增生的、团块状内皮细胞构成，一般经历增长期和自动消退期。刚出生时，为快速增长期，尤其是肿瘤发生后的 3~6 个月生长最快。自然消退始于 6~12 个月，50% 的儿童到 5 岁时肿瘤消退，最终到 9 岁时，大部分血管瘤都可自愈。

三、病理学特征

生长期可见增生的毛细血管，内皮细胞明显增生，胞体较大，呈不规则圆形或椭圆形，胞质染淡伊红色，胞核呈不规则椭圆形。其内皮细胞大而多层，在某些明显增生区域内，呈实性索状或团块状，管腔很小而不清楚。分化成熟时，部分毛细血管扩张明显，蜕变期毛细血管变性，以后发生纤维化。

四、诊断与鉴别诊断

根据出生后数周开始出现，数月内迅速增长，1~2 岁逐渐退化，皮损表现为好发于面部的暗红或鲜红似草莓状软肿物等特点可做出诊断。如诊断不清，可取组织进行常规染色和特殊染色（如碱性成纤维细胞生长因子、血管内皮生长因子等）。

本病主要和以下疾病注意鉴别诊断：

1. 鲜红斑痣（port wine stain）　为压之褪色的鲜红斑片，不突出皮肤表面，一般在出生时即明显可见，不会自然消退。病理检查可见毛细血管扩张，血管内皮细胞无异常增殖。

2. 海绵状血管瘤（cavernous hemangioma）　为隆起的鲜红色或紫红色肿瘤，压之可缩小，去压后又复原状，多在出生时即出现，不会消退。病理改变为真皮下部或皮下组织内有很多大小不等的血窦，衬以单层内皮细胞，血管内皮细胞无明显异常增殖。

五、治疗

（一）一般治疗

大部分草莓状血管瘤都可以自愈，不需要治疗。传统的治疗都是针对有并发性的皮损如溃疡、感染、反复出血，皮损引起颜面变形，影响生理功能如呼吸、饮食及排泄等。当然也有家长无法接受孩子面部出现的皮损，强烈要求治疗。

（二）药物治疗

1. 内服药物

（1）糖皮质激素：如果血管瘤对糖皮质激素敏感（30%～60%），则疗效迅速而显著。一般予以泼尼松2～3mg/（kg·d）。待肿瘤体积缩小时可快速减量。治疗周期一般为4～6周。副作用很小，激素停用后即可恢复。如果血管瘤对激素不敏感，加大泼尼松用量至5～6mg/（kg·d），可能反而刺激肿瘤的生长。由于血管瘤的增长期可持续到6～12个月，所以如果糖皮质激素停药过早，可能会出现肿瘤的复发。

糖皮质激素的治疗计划还可以为起始剂量3～5mg/（kg·d），持续2～4周待皮损控制时换为隔日疗法，给药日剂量加倍，2周内其次日的剂量递减至停药。如果皮损不增长，则泼尼松的剂量每两周递减5mg。总疗程持续6～12个月。要注意其系统性副作用。

（2）干扰素：是血管瘤治疗的二线选择。已知干扰素能抑制血管平滑肌细胞和毛细血管内皮细胞，从而抑制血管生成。治疗期间需监测肝功能和血象。长期使用会引起甲状腺和神经系统的并发症。

2. 局部治疗　硬化剂局部注射于血管底部，每周或隔周1次，每次0.1～0.5mL，常数次后可见效。常用硬化剂为5%鱼肝油酸钠溶液或1%～10%硫酸盐溶液。

（三）手术治疗

如血管瘤增长迅速，手术切除的风险较大，如出血或损伤头颈部的正常结构等，因此只有皮损危及生命或影响正常生理功能，对患者的心理造成极大影响时，才考虑手术治疗。手术治疗可以去除萎缩性或增生性瘢痕、松弛的皮肤和退行后未完全消除的纤维脂肪样组织。在退行期进行手术切除还可以减少血管瘤出血的风险。

（四）激光治疗

1. 主要激光治疗器　对于血管瘤的增长期和退行期均有效，治疗草莓状血管瘤的激光或其他光源必须能够穿透至皮肤深处的血管（585nm的激光穿透深度为0.6～1.2mm），要有足够的能量（大于6J/cm^2）和足够长的脉宽（0.5～10ms）。

（1）闪光灯泵谱脉冲染料激光（585nm和595nm）：为常用激光，由于穿透性较浅，比较适于治疗表浅的草莓状血管瘤，能减慢、阻止血管瘤的增生，加速退行期肿瘤的消退，安全性和特异性都很高。对于位置较深的皮损，可采取重复光斑进行治疗。也可以先用玻璃片压迫肿瘤，把浅表血管中的血排空，这样减少浅部皮损的吸收，使激光能穿透至皮肤深部皮损处的血管。接着取下玻璃片，针对浅表的皮损在此进行激光治疗。PDL适合于治疗伴发溃疡的血管瘤，经过1～3次治疗，溃疡面即可愈合迅速。单次PDL治疗后2周内，70%的溃疡能够愈合。它对于陈旧的单纯的结节状血管瘤无效。一般能量密度为6.0～6.5J/cm^2。光斑重叠10%～15%，治疗终点为整个皮损颜色均匀变黑，治疗间隔为2～4周。治疗时机要尽可能早。副作用主要表现为水肿和紫癜（可持续7～14d）、暂时性色素改变和表浅的瘢痕。

（2）Nd：YAG激光：Nd：YAG能穿透2～8mm，适合于治疗深在性和间接性血管瘤。但由于非特异性地被血红蛋白外的其他色基吸收，所以容易出现副作用，如水肿和瘢痕。所以治疗前必须权衡利弊。为减少副作用的发生，对表皮的冷却和保护至关重要。

（3）双波长激光：序贯性地发射脉冲染料激光和长脉宽 Nd：YAG 激光，治疗效果较单独使用两种激光有所提高，而且避免了紫癜和瘢痕的风险。

（4）二氧化碳激光：可选择超脉冲二氧化碳激光对血管瘤进行磨削，适于治疗黏膜部位较大的肿瘤。因易引起瘢痕，不推荐用于皮肤上的血管瘤。

（5）强脉冲光：除单色光源外，非相干的宽光谱的强脉冲光也能有效地用于血管瘤的治疗。一般常用的滤光片为 550nm/560nm/570nm/590nm。可选择双脉冲或三冲脉，脉宽 3~6ms，脉冲延迟 30~50ms，能量密度根据治疗反应调整。可重复治疗 1~3 遍。治疗间隔为 2~4 周。

2. 激光术后皮肤护理　具体方法见第一章。

海绵状血管瘤

海绵状血管瘤（cavernous hemangioma）是出生时即出现的低血流量血管畸形，又称为静脉畸形。大多数静脉畸形成海绵状故名。关于海绵状血管瘤的本质仍然存在争议，近年来的研究日益倾向于其性质为先天性的血管畸形。

一、病因及发病机制

（一）遗传因素

研究显示，家族性海绵状血管瘤多见于西班牙裔，为常染色体显性遗传。其突变基因位于染色体 7q 长臂的 q11q22。

（二）血管组织发育异常或畸形

在胚胎发育过程中，由于血管组织受到刺激发育畸形或异常而致，特别是在血管胚胎发育的网状阶段，如果扩大血管凝聚成团，并趋向融合在一起就可以表现出海绵状血管瘤。一般在出生时或出生后不久即能看到。

（三）常规治疗、病毒感染、外伤、手术出血均可以诱发海绵状血管瘤

血管组织局部坏死后血管扩张形成空泡状，其周围血管充血扩张致使区域性血管循环停滞，致使血管形成海绵状扩张。海绵状血管瘤体积增大可能是病灶内反复少量出血及栓塞所致。

（四）内分泌的改变

内分泌的改变对于血管瘤的生长有一定影响，妊娠开始或口服雌激素会使血管瘤迅速增大而出现症状。

二、临床表现

海绵状血管瘤出生时或出生后不久发生，男女无差别，好发于头、面、颈，四肢、躯干次之。除常见于皮肤及皮下组织外，偶见于黏膜下，也可发生在肌肉、骨骼或内脏器官内。皮损为大而不规则，软的皮下肿块。呈圆形或不规则形，位置较表浅的海绵状

血管瘤，局部皮肤膨隆，高低不平，呈结节状或分页状，边界不清，质软而有弹性。肤色呈现蓝色或浅紫色，可见曲张的血管。海绵状血管瘤位置较深而不波及皮肤者，除局部呈现形态不规则的轻、中度膨隆外，肤色并无明显改变。海绵状血管瘤也可见于黏膜下层，黏膜表面呈暗蓝色改变。肿物有压缩性，其体积大小可随体位改变而发生变化。海绵状血管瘤还可发生于肌肉组织内，称为肌间血管瘤，以股四头肌最常累及，易被误诊；有时累及骨骼表面，粗糙不平，如虫咬状；累及骨髓腔者，X片中可见骨小梁被破坏后的多腔空泡征象。上下颌骨的海绵状血管瘤发病率虽不高，但应该予以重视，有时因拔除一颗松动的牙齿可导致致命性的大出血。当血管瘤受到外界刺激时，可引发血管周围组织炎性反应，患者自觉皮肤发热、肿胀、疼痛或在病灶表面发生溃烂。有血栓或静脉石形成时，也可出现局部疼痛，疼痛往往为一过性，短则1d，长则数周，以后自行缓解。在受外伤或表皮破溃感染时，可引起出血危险。多数海绵状血管瘤是局限性的，少数弥漫地累积大片组织，如四肢的海绵状血管瘤，是血管瘤治疗中的难点。海绵状血管瘤的一种严重类型，即为伴有血小板减少和紫癜者，称为Kasabach-Merritt综合征。此外，还有两种少见的先天性疾病可伴发多发性海绵状血管瘤，即Maffucci综合征。除血管瘤累及皮肤和皮下组织外，并发软骨和血管的先天性发育畸形，往往表现为多发性的海绵状血管瘤伴发一侧肢体末端处，如指骨和掌骨的骨软骨瘤。另一种为蓝色橡皮奶头样痣（blue rubber-bleb Nevus），是一种少见的皮肤、肠血管瘤综合征，属于常染色体显性遗传。患儿出生时即有海绵状血管瘤，以后增大、增多为橡皮奶头样中间凸起的独特形态，中心为深蓝色，质软，一般为针头或小米大，但最大的可达3cm以上。体表的这种橡皮奶头样皮损少可单发，多则达数百个，有时胃肠道尤其是小肠内可广泛累及，破裂时引起黑便与贫血，甚至还累及肝、脾、胸膜等内脏和中枢神经系统。

三、病理学特征

肿瘤位于真皮深层或皮下组织内，由大而不规则的腔隙组成，甚似静脉窦，腔内壁衬以单层内皮细胞，很少增生，外围则由厚薄不一的纤维组织包绕。有的腔壁较厚，是由外膜细胞增生所致。腔内含有红细胞和纤维蛋白性物质，有些大血管腔隙内皮细胞增生，形成乳头状结构，凸向管腔。在小的腔隙内可见血栓或钙化。

四、诊断与鉴别诊断

本病根据出生时即出现，病情随年龄而增长，无自觉症状，好发于颜面、颈及头部，隆起或稍隆起皮肤表面呈蓝色或紫红色，压之可缩小，去压后恢复原状的特点，结合组织病理，通常不难诊断。本病主要与草莓状血管瘤疾病鉴别：

草莓状血管瘤，根据出生后数周开始出现，数月内增长迅速，1~2岁逐渐退化，皮损表现为好发于面部的暗红或鲜红色草莓状软肿物等特点与海绵状血管瘤相鉴别。

五、治疗

海绵状血管瘤可发生在人体的任何部位，包括内脏，兼有扩张性及浸润性生长的特点，既能毁容又能造成器官的功能障碍，应尽早采取各种方法积极进行治疗。

（一）一般治疗

广泛累及肢体的海绵状血管瘤，通过局部的反复切除往往难以有所改善，甚至由于血流动力学的平衡状态被打破后，周围畸形血管网代偿扩张的现象可能反复发生。对此类病例可采用压迫疗法，即用弹力绷带长期包扎压迫，从足部到大腿根部可在一定程度上延缓进一步扩张并减轻症状。

（二）药物治疗

药物治疗主要是硬化剂局部注射，其原理为硬化剂注射瘤体后，诱发血管内膜炎症，促使管腔闭塞，瘤体缩小或消退。常用于中、小型海绵状血管瘤的治疗。常用硬化剂如鱼干油酸钠、尿素、平阳霉素等化疗药物，以及高渗氯化钠、中药制剂等。硬化剂应直接注入瘤体内或其基底，但不可过浅，以免表面皮肤坏死；也不可误入邻近肌肉组织以致肌肉萎缩、僵硬，使其功能受到影响。

（三）手术治疗

1. 手术切除　对于局限性的血管瘤可以安全切除，效果也理想。较大或估计较深的血管瘤组织，经术前静脉造影、超声或磁共振检查，充分了解病灶的分布和血流动力学情况，准确估算失血量并确定补充方法后，手术根治有时也是有可能的。对一定范围很大、部位较深的海绵状血管瘤，也可考虑部分或大部分切除，待术后再结合其他治疗，创面可采用植皮或皮瓣修复。体位或压缩试验明显的病例，提示血窦的直径较大，尤其是病灶面积大而深在颌面部病例，单纯切除可导致大出血，故在术前应进行必要的准备，如铜针治疗等，使病灶内血液凝固后，再进行手术治疗。为减少术中出血，海绵状血管瘤瘤体巨大范围广泛者可先行硬化剂注射或铜针留置等非手术方法使瘤体缩小后再进行手术。

2. 铜针留置　铜针置入瘤体后，电荷的作用使血液中的固体成分凝集于铜针四周诱发血栓形成，闭塞血管瘤内血窦和与之相通的血管，瘤体消退。铜针留置法安全、创伤小、费用低廉，对于有较多条大血管与之相通的海绵状血管瘤手术难度大，效果差，采用铜针留置治疗可获取满意的治疗效果。

（四）激光治疗

1. 激光治疗器　由于激光穿透深度有限，对于位置较表浅、交通支少者疗效较好，而对于位置较深、有广泛交通支者疗效较差。临床上治疗效果较好的激光有长脉宽 1 064 nmNd：YAG 激光和双波长激光。其中，585nm 激光对于血红蛋白特异性吸收，可穿透至真皮 1.2mm 处，而是极短的脉宽可破坏毛细血管且不导致周围组织热损伤，一般不留瘢痕。使用低于紫癜阈值的治疗参数即可将氧合血红蛋白转化为高铁血红蛋白和微血凝块，从而将 1 064nm 激光的吸收率提高 3~5 倍，进而降低了 1 064nm 激光治疗的能量，提高治疗的安全性。且由于吸收和穿透深度增加更优化了治疗海绵状血管瘤的效果。

2. 激光术后皮肤护理　具体方法见第一章。

樱桃样血管瘤

樱桃样血管瘤（cherry angioma）又称老年性血管瘤，皮损为小的局限性的红斑或丘疹，由扩张的血管组成。

一、病因及发病机制

目前对于樱桃样血管瘤的病因知之甚少，樱桃样血管瘤是由扩张的小静脉增生形成的。

二、临床表现

本病常见于老年人。可发生于身体的任何部位，尤其多见于腹部。樱桃样血管瘤的形态多样，初起时为较小的红斑，可发展成较大的顶部膨隆的丘疹或多角形丘疹。典型的皮疹为红色，但有时也会呈紫红色，当血栓堵塞血管腔后，皮疹变为深棕色或几近黑色，可能会被疑诊为恶性黑色素瘤。

三、病理学特征

发病初期，乳头下层可见许多管腔狭窄的新生毛细血管和主要由内皮细胞排列而形成的小叶。以后毛细血管逐渐扩张，可见许多中度扩张的毛细血管衬以扁平的内皮细胞；继而间质水肿，胶原纤维均质化，表皮可轻度萎缩，表皮嵴消失，并常围绕着血管瘤的大部分，犹如领圈状。

四、诊断及鉴别诊断

根据发生于老年人躯干的鲜红色或樱桃色丘疹可进行诊断。如仅靠临床特征难以确诊，可以取活检进行病理检查。

本病主要与以下疾病鉴别诊断：

（一）蜘蛛痣（spider nevus）

蜘蛛痣较大时与较小的老年性血管瘤相似，但本病皮损周围没有扩张的毛细血管，可以鉴别。

（二）化脓性肉芽肿（pyogenic grauloma）及杆菌性血管瘤病（bacillary angiomatosis）

化脓性肉芽肿内皮细胞增生非常明显，而樱桃样血管瘤则不明显；杆菌性血管瘤病发病部位可观察到肉芽肿碎屑和上皮样内皮细胞。

五、治疗

（一）物理治疗

对樱桃样血管瘤的物理治疗包括化学剥蚀术、电灼术及刮除术。

（二）激光治疗

可选择激光包括：超脉冲二氧化碳激光（较小的皮损）、氩激光、倍频 532nm KTP 激光、Nd：YAG 激光、IPL、双波长激光等，使用 KTP 激光和 Nd：YAG 激光治疗后皮疹表面可能会结痂，使用激光治疗会形成紫癜。

（三）激光术后护理

激光术后皮肤护理具体方法见第一章。

毛细血管扩张症

毛细血管扩张是指肉眼能够看见的浅表皮肤血管。10%～15%的成人和儿童面部有明显的毛细血管扩张。

一、病因及发病机制

所有类型的毛细血管扩张症都和血管活性物质的释放有关。诱因有慢性光损伤、乙醇、缺氧、雌激素和皮质类固醇激素（外用或系统性应用）、化学物质、各种细菌和病毒的感染、多重物理因素等，最终导致毛细血管和小静脉的新生。损伤和来自手术切除、整容术或鼻成形术后的压力也能促进新血管的形成而导致毛细血管扩张。有些家系表现为常染色体显性遗传。

二、临床表现

面部毛细血管扩张症无年龄及性别差异。扩张的毛细血管直径一般为 0.1～1.0mm，为扩张的小静脉、毛细血管或小动脉。来源于小动脉和毛细血管扩张直径较小，鲜红色，一般不突出于皮肤表面。来源于小静脉的毛细血管扩张较粗大，呈蓝色，常突出于表面。来源于毛细血管祥的毛细血管扩张起初较为细小，呈红色，但逐渐变大，呈现紫色或蓝色，因为随着静脉压的升高静脉回流增多。根据临床表现，毛细血管扩张分为四型：单纯型或线条型、分支型、蜘蛛痣型及结节型。

面部及下肢较常见的为红色线条型和分支型，尤其是鼻子、颊中部和下巴。结节型常常是遗传性疾病的一种皮肤表现，如 Osler-Weber-Rendu 病，也可见于胶原血管病。玫瑰痤疮的典型皮肤表现之一是毛细血管扩张，较深血管的扩张和细小血管数量的增加可表现为面部红斑和潮红，Civatte 皮肤异色症是由慢性过度日晒引起的一种临床症状。它表现为网状棕色色素、散在的和融合的血管扩张以及下面部、颈部和前胸部的明显的毛细血管扩张。

三、诊断与鉴别诊断

根据面部扩张的毛细血管，压之褪色可做出诊断。

本病主要与以下疾病鉴别：

(一) 毛细血管扩张性红斑狼疮

此病为红斑狼疮少见的类型，可能与日光敏感和自身免疫机制所致的血管改变有关。

(二) 持久性斑疹性毛细血管扩张症

此病为色素型荨麻疹的特殊类型。

(三) 毛细血管扩张性环状紫癜

病因不明，多见于成人小腿部，属于淋巴细胞围血管性毛细血管炎所致。为黄红色环状、斑点状、针尖大瘀斑及血管扩张，可延续数年。

主要与以下疾病进行鉴别：

(一) 乙醇性出血性毛细血管扩张症

为常染色体显性遗传，无性别差异，青春期后多见。皮损好发于手背、面部、阴囊，其周可见蜘蛛痣样状损害。也可常见于唇、舌、鼻部黏膜、颊或齿龈等。皮损发生部位伴出血为其特点。

(二) 共济失调毛细血管扩张症

为常染色体隐性遗传。2~3岁发病，特点为小脑共济失调，眼与皮肤的毛细血管扩张。初发于球结膜，以后扩展到眼睑、面颊、耳郭、颈、肘窝，同时伴有眼球震颤。常有咖啡斑、白发及早老症。

(三) 先天性大理石皮肤毛细血管扩张症

出生时表现为全身性广泛网状青斑，并有蜘蛛痣及血管角皮瘤。此现象可消退。

(四) 蜘蛛痣

可为先天性也可为获得性，前者多见于小儿，后者多见于肝病及妊娠妇女。

(五) 泛发性原发性毛细血管扩张症

多于儿童期或青少年，开始发病初发于腿下部后延至大腿、臀、腹、上臂，可泛发全身。无系统性疾病，皮肤萎缩、变薄、松弛、弹性差，引起毛细血管扩张，多在面部和下肢。

四、治疗

(一) 一般治疗

首先应查明病因和诱因，在治疗毛细血管扩张的同时也应对原发病进行治疗。

(二) 激光治疗

1. 激光治疗器

（1）二氧化碳激光：利用组织中水分对二氧化碳激光的吸收进行治疗。但由于该激光无选择性，在破坏病变处血管的同时，也将正常皮肤一起剥脱掉，故不推荐在临床使用。

（2）氩激光：激光输出能量为 $0.8~2.9W$，照射时间为 $50ms$、$0.2s$ 和 $0.3s$，光斑直径为 $0.1mm$ 和 $1mm$。疗效很好，但副作用较明显，包括点状凹陷性瘢痕、色素减退、色素沉着、皮损复发等。

（3）铜蒸气/铜溴激光：铜蒸气或铜溴激光的波长为 578nm（黄色）和 511nm（绿

色），是一种"准连续激光"。由20nm的子脉冲组成一串脉冲（每秒15 000个子脉冲）。这种脉冲串的组织作用方式类似连续激光。但也可分割为20~50ms的脉冲或使用扫描装置。当脉宽为20~50ms时，就不会超过毛细血管扩张的热弛豫时间，可以安全用于毛细血管扩张的治疗，疗效优于氩激光，与脉冲染料激光相当。术后表面会形成微痂。

（4）脉冲染料激光：经过1~2次治疗，改善率即可超过50%。超过97.5%的患者经过多次脉冲染料激光治疗后会获得好的疗效。血管管径越粗，越需要长的脉宽和多次治疗，治疗部位血管颜色会变成蓝紫色，一般7~14d自行消退，无瘢痕形成等副作用。

（5）长脉宽Nd：YAG激光：如果血管的直径较粗，位置较深，则需要穿透更深的激光，如Nd：YAG激光。因其对血红蛋白的吸收只有脉冲染料激光的1/10，故需要10倍以上的能量密度才能达到同样的作用，但是增大能量容易产生瘢痕等副作用，所以在选择长脉宽Nd：YAG激光时，一定要注意保护表皮，降低皮温以免烫伤。

（6）双波长激光：双波长激光治疗毛细血管扩张的优势在于能够在紫癜阀值下进行有效治疗，降低形成瘢痕的风险。

（7）强脉冲光：为治疗大面积的面部毛细血管扩张症的有效办法。尤其适于治疗面部潮红和细小的毛细血管。对于明显的毛细血管扩张、粗大的血管，尽管IPL依然有效，但脉冲染料激光和Nd：YAG激光是更好的选择。

2. 激光术后皮肤护理 具体方法见第一节。

蜘蛛状毛细血管扩张症

蜘蛛状毛细血管扩张（spider telangiectasia）又称蜘蛛痣（spider nevus），是获得性良性血管疾病，在健康成人和儿童的发病率为10%~15%。大部分皮疹与内科疾病无关。许多妇女在孕期或口服避孕药的阶段发病，产后或停止用药后6~9个月多能自愈。患有肝脏疾病的患者并发的蜘蛛痣常为多发且较显著。蜘蛛痣的皮疹由中央的小动脉向四周放射状分布的细小的血管构成，中央的小动脉类似蜘蛛的躯干，周围放射状的细小血管类似于蜘蛛的腿，由此得名。

一、病因及发病机制

蜘蛛痣不属于血管增生，而是原有血管的扩张。肝硬化、肝癌或其他肝脏疾病容易引起蜘蛛痣快速发病，多发且明显。常常可检测出血液中雌激素水平较高。如果蜘蛛痣伴发肝掌、指甲苍白且末端充血带，则需考虑肝硬化，患者常伴有脾大、腹水、黄疸和震颤。患有肝病的儿童往往可检查到多发的蜘蛛痣。不过无肝病儿童也可出现超过五个的蜘蛛痣。

二、临床表现

本病多见学龄前儿童和学龄儿童。发病高峰为7~10岁。在15岁前，大约40%的女孩和32%的男孩都至少会发现一个皮疹，可持续数年。皮疹多发于面颈、躯干上部、手臂；儿童多见于手背和指背。蜘蛛痣通常为鲜红色，中央为较小（直径小于1mm）的红色丘疹。四周为放射状排列的数条小血管。整个皮疹的直径为0.5~1cm。按压皮疹可使其消失，松手后可看到血管由中央小动脉向四周小血管再灌注。有时能触及中央小动脉的搏动。皮疹常见发于颜面，眼睑下方或颧骨部位。其余好发部位为手、前臂和耳。孕妇和肝病患者同时伴发肝掌。如果患者有严重的内脏疾病，则蜘蛛痣往往多发。

三、病理学特征

病变中央为一条上行的动脉，其管壁可见平滑肌，或者在内皮细胞和内弹力膜之间含有血管球细胞。动脉上行至表皮下扩大成薄壁的壶腹，纤细的动脉分支与以壶腹为中心向四周放射，再分成许多毛细血管。

四、诊断与鉴别诊断

根据典型损害表现为由中央的小动脉和四周放射状分布的细小的血管构成，中央小动脉压后可变白，解除按压后，血液由中央动脉迅速向周围的线状血管填充可做出诊断。

本病主要与毛细血管扩张症疾病鉴别：毛细血管扩张症皮损表现为簇状细小扩张的毛细血管丛，呈现紫红色或鲜红色点状、线状或分支状，无搏动现象。

五、治疗

（一）一般治疗

大部分儿童的蜘蛛痣都能治愈，所以无须特殊治疗，但是完全消退可能需要数年。对于孕期女性，一般于生产后或停药避孕药后6~9个月皮损多能治愈。伴有肝病的蜘蛛痣的发展与消退往往与肝功能的改变相关联。

（二）激光治疗

1. 激光治疗器

（1）脉冲染料激光：1次治疗的治愈率极高，达70%，2~3次基本治愈。治疗时先集中在蜘蛛痣的中心发射1~2个光斑，能量密度为6.5~7.7J/cm²，如果蜘蛛痣直径大于5mm，则还需沿着放射状向外生长的血管继续治疗，光斑重叠10%。对于成人的蜘蛛痣，PDL也能取得很好的治疗效果。副作用包括紫癜和暂时性色素改变。

（2）532nm倍频Nd：YAG：治疗蜘蛛痣的有效方法之一。常用的治疗参数为：3~4mm直径的光斑，脉宽10ms，能量密度：12~14J/cm²。

（3）长脉宽Nd：YAG激光：一般先针对中央的丘疹进行1~2个光斑的治疗。大多数情况下，呈放射状分布到外周的血管会随同消失。如果没有，则沿血管的走向进行治疗。

（4）双波长激光：也可安全高效地用于蜘蛛痣的治疗。

（5）强脉冲光：治疗蜘蛛痣非常有效。治疗前根据皮损面积和形态在白板中阃除和皮损相一致的面积，再进行治疗。一般选择双脉冲，脉宽为2.5~3.0ms，脉冲延迟

25~40ms。一次即可见到显著的改善。

2. **术后激光术后皮肤护理** 激光术后皮肤护理具体方法见第一节。

化脓性肉芽肿

化脓性肉芽肿（pyogenic granuloma；granuloma pyogenicum）又称血管扩张性肉芽肿，是一种获得性的血管真性肿瘤，有别于炎性肉芽肿，化脓性肉芽肿这种命名是不合适的，因为该疾病既不是感染性疾病，也不是肉芽肿疾病。

一、病因及发病机制

本病确切的病因和发病机制尚不清楚。以往认为创伤是首要病因，但大样本的研究表明只有7%的皮损继发于创伤后。推测创伤、内分泌变化、病毒源癌基因、下方细微的动静脉畸形、血管内皮生长因子异常、细胞遗传学异常等都可能在化脓性肉芽肿的发病中起到一定的作用。化脓性肉芽肿常在近期受损的部位进展迅速，故可能代表了血管或纤维组织对损害的异常应答。

二、临床表现

本病可发生于任何年龄，在性别上无明显差异。常发生于易受外伤的部位，如面部、头部、手指、足、躯干上部等。化脓性肉芽肿一般单发，鲜红色，呈易碎的多角形丘疹或结节，有蒂。几毫米到数厘米大小不等。表面柔软，可自发出血或受到外伤后继发糜烂、溃疡，表面为肉芽肿样，覆盖着棕黑色的痂。皮损突然发生，发展迅速，如果不予治疗，最终会萎缩，纤维化。

化脓性肉芽肿还可分为节段性分布的、皮下和静脉内的、药物（如维生素A酸、蛋白酶抑制剂和化疗药物）诱发的亚型。妊娠期肉芽肿可能是本病的异型，常发生于孕妇的口腔，特别是牙龈。

三、病理学特征

发病后隆起肉芽肿周围正常表皮组织向内生长，形成以一收缩带，似领圈状，内皮细胞增生，常呈分叶状排列。在损害成熟区域，内皮细胞聚集成实体状，大多数区域可有腔隙形成，从裂隙状到明显扩张不等。多数管腔内皮细胞增生、肿胀，并突发管腔。也可无腔隙形成。早期损害没有明显炎症反应。较陈旧的损害常继发炎症改变。

四、诊断与鉴别诊断

本病根据任何年龄、任何部位均可发病，继发于创伤后的肉芽肿性皮损可以诊断。如诊断困难，可病理取材进行证实。

本病主要与草莓状血管瘤疾病鉴别：草莓状血管瘤根据出生后数周开始出现，数月内增长迅速，1~2岁后逐渐退化，根据面部的暗红或鲜红草莓状软脓物等特点可做出诊断。

五、治疗

（一）一般治疗

如果有明确的创伤性诱发因素，需要祛除病因。因孕妇在生产后肿瘤常能自然消退，且怀孕期间肿瘤已复发，所以对孕妇的化脓性肉芽肿，一般建议在生产后再予以治疗。

（二）药物治疗

外用咪喹莫特软膏和维生素A酸类软膏可用于化脓性肉芽肿的治疗。切除后复发且带有卫星灶的皮疹可局部注射或系统应用糖皮质激素。巨大的皮疹还可皮损内注射博来霉素。

（三）手术治疗

手术可完整切除、刮除、钻孔去除皮损。如果是刮除，还应在基底进行电干燥，以降低复发的可能性。硬化疗法、化学烧灼（如硝酸银、三氯醋酸）、冷冻疗法均有效。

（四）激光治疗

1. 激光治疗器　多种激光已成功用于化脓性肉芽肿的治疗。

（1）氩激光和二氧化碳激光：治疗化脓性肉芽肿有效，治疗终点为皮损变为灰白色，如需再次治疗则间隔3~4周。

（2）脉冲染料激光：PDL治疗化脓性肉芽肿的疗效很难预测。大部分情况下，皮损太厚，PDL很难穿透到达有效治疗部位，可以用玻璃板压迫肿瘤，使得激光能达到深层血管，再拿掉玻璃板，治疗浅部皮损。PDL治疗需要在原位重叠光斑，直到颜色变为灰白为止。这种光热作用为非选择性，与连续性氩激光、铜蒸气激光及577nm的染料激光没有差别。

（3）双波长激光：已经在化脓性肉芽肿的治疗中取得了显著的疗效。既增加了激光的特异性吸收，又加强了穿透深度。一般需要1~3次治疗。

2. 激光术后护理皮肤护理　激光术后皮肤护理具体方法见第一节。

血管角化瘤

血管角化瘤（angiokeratoma）也称血管角皮瘤，是以一种以真皮上部毛细血管扩张和表皮角化过度为特征的皮肤病。

一、病因及发病机制

血管角化瘤的病因和发病机制尚不清楚。可能的病因为遗传因素、怀孕、创伤、皮下血肿和组织缺氧。

二、临床表现

（一）肢端血管角化瘤

肢端血管角化瘤又称 Mibeli 血管角化瘤，呈常染色体显性遗传，常见于儿童或青少年，女性多见。发病前常先有冻伤或冻疮史，有报道同一家族中有数人同时患有此病。好发于指、趾的背侧面及膝、肘，也见于伸侧，偶见于指关节及掌跖和耳部等处。一般对称分布。损害有两种：一为针头至粟米大斑疹或丘疹，数个至数十个，表面粗糙、角化，呈紫色或暗紫色，压之有时可褪色。另一为结节性皮损，直径为 2~8mm。紫红色或灰褐色，表面角化过度或呈疣状，中央常见扩张毛细血管或血痂，外伤后易出血。无明显自觉症状。

（二）阴囊血管角化瘤

阴囊血管角化瘤又称 Fordyce 血管角化瘤，主要发生于中老年人的阴囊部位，偶见于阴唇，常随年龄增长而增多。阴囊部多发性圆顶状丘疹，直径 1~4mm。早期损害呈鲜红色，质软，压之可缩小。晚期暗红或紫色，质硬，有轻度疣状增生。往往沿浅表静脉或阴囊皮纹排列成线状，皮损表面常光滑，有时少许脱屑，压之可褪色。有时损害发生于阴茎或龟头，发生于小腿、股部和球结膜者罕见。一般无明显不适，偶有轻度痒感，损伤后易出血。常伴有附睾肿瘤、疝、精索静脉曲张、口腔黏膜静脉曲张和阴囊弹力纤维缺陷等。

（三）孤立性血管角化瘤

孤立性血管角化瘤多发生于青年人。一般为单个，偶可为多个丘疹或结节，直径为 2~10mm。早期损害呈鲜红色，质软，以后变成蓝色，甚至黑色，并有角化过度，质较硬。好发于下肢，无自觉症状，有时容易误诊为恶性黑色素瘤。

（四）局限性血管角化瘤

局限性血管角化瘤通常出生时即有，或发生于儿童或青少年，罕见。好发于小腿和足部，偶见于背和前臂。早期损害为单个，偶为多个淡紫红色聚集性丘疹或充满血液的囊性结节，以后融合成不规则形或线形斑块，表面角质增生，呈疣状。常随年龄增长而增大，并出现新的损害，一般为数厘米大小，少数可以很大，并可不断扩展。临床上，局限性血管角化瘤和局限性淋巴管瘤常很相似，皮损表面有些浅表结节呈囊状，囊性结节内含有血液，而另一些则会有淋巴液，这种损害介于两者之间称为中间型。此型血管角化瘤可与阴囊型血管皮瘤并发，或伴有口腔静脉曲张，也可与鲜红斑痣或海绵状血管瘤肥大性鲜红斑痣并存。

（五）弥漫性躯体血管角化瘤

弥漫性躯体血管角化瘤病因为缺乏 α-半乳糖苷酶。本病呈伴性隐性遗传，为罕见的遗传性疾病。多见于儿童和少年，主要是皮肤和内脏小血管内有脂质沉着，具有特征性的皮损——弥漫发生的血管角化瘤样损害，同时伴心血管及肾损害。

三、病理学特征

本病致表皮角化过度或不规则棘层肥厚，乳头瘤样增生，其下毛细血管明显扩张，管腔内含有红细胞，可见血栓形成。真皮深层和皮下组织内也可见血管扩张、充血、内皮细胞增生，甚至海绵状血管瘤。有时可见充满淋巴液和充满血液的管腔混杂。

四、诊断和鉴别诊断

根据病史及临床表现结合病理检查血管角化瘤通常不难诊断。

本病主要与恶性黑色素瘤疾病鉴别：血管角化瘤属于良性皮损，但外观有时和恶性黑色素瘤不易鉴别。故需要切除后做病理确诊。

五、治疗

（一）手术治疗

如果皮疹数量少，可选择手术切除；如果皮疹为多发，则可选择电灼或冷冻的方法。

（二）激光治疗

1. 激光治疗器

（1）对于增殖、角化不明显的皮损，可选择铜蒸气激光、倍频532KPT激光、Nd：YAG激光、脉冲染料激光、双波长激光、强脉冲光等进行治疗。

（2）对于有疣状增殖明显、过度角化的皮损，可选择超脉冲二氧化碳激光进行治疗。高能超脉冲二氧化碳激光烧灼气化是一种简单有效的方法，常规消毒、局部麻醉后，以5~10W功率对准角化血管瘤表面疣状角化处扫描式照射，在对其表面进行烧灼的同时，激光产生的热随即向皮损下传导，使其基底部血管也被凝固，烧灼完毕，用湿棉球将表面炭化组织拭去，即可见黄白色均匀的真皮组织，表示血管瘤已消除。倘若拭去炭化物后基底部有出血现象，可用稍低功率密度激光再予以光凝，至止血。对阴囊型血管角化瘤，操作时可用手指捏起皮损，单独烧灼气化。

2. 激光术后护理 激光术后皮肤护理具体方法见第一章。

其他血管性皮肤疾病

一、静脉畸形

（一）概述

静脉畸形是指除鲜红斑痣（属微静脉畸形）以外的各种较大管径静脉发生的先天和后天获得型静脉病变，包括最常见的海绵状静脉血管瘤、静脉瘤、面部静脉局部扩张、肢体静脉扩张和曲张、面部粥样静脉畸形、皮肤血管角化上皮瘤、甲床静脉球瘤、化脓性血管肉芽肿、牙齿纤维血管瘤、颈外静脉曲张症、四肢蜂窝状静脉畸形等，除后两种疾病需要采用手术治疗以外，其他的都可以采用不同的激光治疗方法和手术翻瓣激光疗法。

其中激光疗法又分为激光手术切除法和选择型光热凝固法两种，前者适用于化脓性血管肉芽肿和牙齿纤维血管瘤的处理，后者适用于海绵状静脉畸形和静脉湖、面部静脉部扩张、肢体静脉扩张和曲张、面部粥样静脉畸形、皮肤血管角化上皮瘤的处理；深部的海绵状静脉畸形应选择手术翻瓣激光疗法为主的治疗方法，部分大型和复杂病例需要联合采用硬化剂注射、手术部分切除、射频热凝等多种方法处理。

静脉畸形对患者的影响主要是外观畸形，部分有疼痛、合并静脉石、出血，此外还有部分器官功能如吞咽功能、语言功能、视觉及性功能受到影响等。严重的口咽部静脉畸形患者会导致呼吸、睡眠障碍综合征，喉部静脉肿胀会产生更为严重的后果如窒息等，并且这些症状会随着患者年龄的增加而加重；伴有系统多发性静脉畸形的患者常常由于缺乏有效的治疗手段而影响生活质量，故临床上应多种方法联合治疗。

（二）激光治疗

1. 连续 Nd：YAG 激光　静脉畸形的激光治疗研究由来已久，Nd：YAG 激光诞生之际就建立了治疗静脉畸形的方法。激光对静脉畸形病灶的热凝、挛缩、退化作用明显。连续 Nd：YAG 激光治疗静脉畸形是利用红外激光照射病灶，1 064nm 激光能被病灶窦腔内还原型血红蛋白较强吸收（65%吸收率），光能转化为热能后对静脉畸形的衬里上皮细胞造成凝固、蛋白变性而致细胞坏死，组织结构的变性、坏死，经吞噬作用等代谢环节产生纤维结缔组织增生，关闭窦腔使血液无法再充盈，达到临床肿块消除的目的。

口腔和面部浅表的静脉曲张通常好发于舌体、牙龈、软腭、唇颊、口底、磨牙后区等黏膜，病灶可单发或者多发。另一种静脉畸形好发于 60 岁以上年龄者，表现为发生于唇颊、腭部、舌体的孤立病灶，其实质是一种因外伤而形成的静脉球瘤，常伴有血栓形成。激光治疗还可采用红外波长的激光如 1 064nm Nd：YAG 激光、半导体（890nm、900nm、980nm）激光等，应用连续激光方式照射，功率为 15～30W，病灶的蓝色或紫色包块即刻就会挛缩，形成苍白色的黏膜面，绝大部分浅表的静脉畸形经过 1～2 次激光照射就可治愈，较大的病灶可分次激光照射获得治愈。

2. 长脉宽 Nd：YAG 激光　累及面部皮肤和黏膜的静脉畸形首选长脉宽 Nd：YAG 激光治疗，可应用的设备有 Candela 激光公司的 Gentle YAG 激光产品以及 Cynosure 公司生产的 Gynergy 激光设备，两者对于面部和体表皮肤的静脉畸形具有良好的治疗和美容效果。前者的治疗参数根据病灶静脉管径的大小可以设置为能量选择 180～240J/cm²，动态冷却设为 20～30ms/20ms/20ms；后者的治疗参数设置为单一 Nd：YAG 激光治疗模式，激光能量选择 20～40 J/cm²，脉宽可选择为 20～30ms，将冷风机的风冷设为 1～2级。风冷设置较大时容易造成患者治疗时的不适，如口鼻周围治疗时冷气会有令人窒息的感觉，同时靠冷风降温的效果没有动态冷喷技术精准和舒适。虽然上述两种都是长脉宽 Nd：YAG 激光治疗仪，但是由于生产厂家的不同和冷却方法的差异，临床上产生的效果所需激光能量参数却截然不同。如果盲目参考某些所谓的治疗指南，将出现明显的不良反应甚至严重的并发症。

3. 980nm 半导体激光　自 2000 年以来，半导体激光的应用开始逐渐普及，主要应用的激光波长有 532nm、810nm、980nm 等，作者选择其中的 980nm 半导体激光进行静脉畸形的治疗，其主要是根据是尽量选择有效穿透较深的波长来实施光凝治疗，否则由于穿透深度的局限会不利于病灶的相对根治。治疗的方法如同 Nd：YAG 激光治疗仪，先采用 2%利多卡因局部浸润或局部阻滞麻醉。近年来根据美容外科的需要，局麻药物过渡到损伤较小、止痛较好的特色针剂。将 980nm 半导体激光调整为连续模式，光纤输入功率 13~16W。保持光纤末端到病灶 0.5~1.0cm 间距的非接触模式照射凝固静脉畸形，直到病灶有效挛缩和轻微苍白即可。注意无须重复照射和反复凝固，否则会有术中出血和病灶破裂等剂量过头等不良反应。术后给予预防性抗生素和预防组织术后水肿的药物如激素等，以减少术后疼痛及其他并发症。

4. 二氧化碳激光 二氧化碳激光治疗静脉畸形主要是应用光刀模式，由于 1 600nm 的红外波长光被水分子强吸收，二氧化碳激光在人体软组织的穿透头极浅，故无法达到深层病灶起凝固的作用，但是应用二氧化碳治疗静脉畸形的适应证是伴有血栓形成的病灶。具体方法是在局部麻醉后，采用超频模式下的二氧化碳激光。调节输出功率为 5W，先在黏膜或皮肤表面做切口设计，最后采用 10~20W 功率做聚焦模式的切割翻瓣，暴露病灶边界，仔细解剖，直到将病灶完全暴露并切除，分层缝合关闭创面。

5. 手术翻瓣激光治疗 深部的静脉畸形由于表面覆盖正常组织，激光根本无法穿透正常组织到达病灶，因此无法用直接照射来达到治疗目的。传统的治疗方法依赖手术、注射硬化剂、埋入铜针等，但治疗的局限性较多，术后容易复发。近年来国内发展的一种微波热凝联合手术切除的方法，具有减少出血、增加切除率、增加疗效的优点，临床应用于巨大深部静脉畸形的治疗，特别有助于提高病灶的切除率，具有显著优势。

但是由于微波照射没有组织选择性的特点，因而颌面部重要结构之一的面部神经会有受损的风险。曾经有文献报道经该治疗方法的病例中有产生永久性面神经瘫痪的情况。

有学者于 1994 年提出手术翻瓣联合 Nd：YAG 激光照射治疗静脉畸形的方法，首先通过对家兔面神经的 Nd：YAG 激光照射实验，初步获得 Nd：YAG 激光照射家兔面神经的剂量与损伤的关系。实验的检测手段包括家兔的面肌肌电测量、面部表情的分类分级评分、神经染色的组织病理检查等。结果发现 240J/cm^2 的激光功率密度照射可致面部神经不可逆损伤，导致永久性面肌瘫痪，而在激光功率为 70~120J/cm^2 时，家兔的面部神经有轻度的变性，经过 3~6 周可逐步恢复。经过对家兔面肌肌电图的测定，证实了面神经的功能恢复是客观存在的。

随后开展的手术翻瓣联合 Nd：YAG 激光照射治疗深部静脉畸形的临床应用研究获得成功，特别是对腮腺嚼肌区，颌下区静脉畸形的治疗达到了保留面神经的预期效果。手术翻瓣联合 Nd：YAG 激光方法是：先采用各种手术进路的方式，与设计的切口符合面部美观为要求，然后逐层解剖和暴露静脉畸形，采用激光凝固治疗，激光参数以 70~100J/cm^2 为宜。连续的光凝对深度为 1~2cm 的病灶有彻底的凝固、挛缩作用。

激光光凝时应当用冰生理盐水冲洗面部神经及其各个相关分支，能够使神经有效降温而避免激光升温所导致的热损伤。

该治疗方法具有减少术中出血、简化手术操作、保护面神经等显著优点，值得推广。同时还提示该方法适合于咽侧、咽后壁、软腭等累及上气道影响通气的难治性静脉畸形和眶周的静脉畸形，术后同期阻塞症状如鼾症等均可消除或明显改善，眼睛的复视可获得良好的矫正。术后的局部加压包扎是有效控制静脉畸形腔隙张力的方法，有助于病灶组织内机化、纤维化的形成。

据报道，该科研小组在 1999 年 6 月到 2005 年 7 月期间开展手术翻瓣联合 Nd：YAG 激光治疗深部静脉畸形 362 例。其中 228 例病灶消除率大于 75%，占 62.98%；112 例病灶消除率为 50%~74%。占 30.94%；22 例病灶消除率为 25%~49%，占 6%。15 例术后发生暂时性面部神经麻痹，占 4.14%，术后 2~6 个月恢复正常。51 例在手术翻瓣 Nd：YAG 激光照射中联合手术部分病灶切除及硬化剂注射和铜针治疗，占 14.09%。

该小组在 2000 年起采用半导体业 980nm 激光开展手术翻瓣激光治疗深部静脉畸形的方法，至今已广泛应用到血管外科、骨科、眼科、妇科等外科领域，均获得了良好的治疗效果，同时由于激光外科的非切除方法模式有效地保留了静脉畸形周围的正常组织和结构，特别是关节和关节周围组织（软骨、滑膜、关节囊等）、肌腱、神经（运动神经、视神经等）、韧带和重要解剖结构如外生殖器、眼球等。

实际治疗中，由于红外激光的止血功效，大大地降低了术中出血，减少了术后并发症，又极大地保持了手术野的清晰，有效提高了外科手术的安全性并减少了手术时间，因此也减少了患者的麻醉用药剂量，降低了手术风险。

在用该方法治疗肢体的深部静脉畸形时，止血带的有效应用非常重要，此举可以显著减少手术翻瓣过程中的出血，同时可以保持术野的干净。

另外值得注意的是，术前必须评估深部静脉畸形的大小和容量，切忌一次处理大于心脏供血容量的病灶。

激光治疗的手术方法应用于四肢的深部静脉进行时，应特别注意区分不同的静脉类型。虽然绝大部分静脉类型都可采用手术翻瓣激光治疗，但对于一类特别的畸形——蜂窝状静脉畸形则属禁忌。其实这是一类静脉血窦间间隔结缔组织较为稀少的腔隙较大的畸形，若采用手术翻瓣激光治疗，会直接暴露进入窦腔，引起术中大出血而无法采用激光凝固。术前通过仔细的 MRI 影像学检查可以加以鉴别。

曾经有过对于上肢大型深部静脉由于估计不足而致手术翻瓣激光治疗出院不久后发生弥散性血管内凝血（DIC）的严重不良反应案例，患者经抢救后脱险。事后分析是由于一次激光凝固治疗时产生的大量的血红蛋白凝固，消耗大量凝血因子而引发的 DIC。因此，今后开展治疗时应慎重，建议采用分次激光手术治疗大型病灶。

手术翻瓣红外激光适合于临床上 80% 的深部静脉畸形。对于巨大的深部静脉畸形的尚无特别有效的治疗手段，采用手术翻瓣激光凝固联合硬化剂注射、手术部分切除、静脉栓塞（无水乙醇）等综合方法，可以有效控制病灶，保留正常组织功能。探索新的治疗手段是今后研究的重点。

（三）静脉畸形激光治疗的主要并发症

1. **术后肿胀**　一般发生在激光治疗后的 24~72h，需要应用药物预防性干预，如口服激素和抗生素等。

2. **病灶溃烂疼痛**　通常见于激光术后 1~2 周，预防的重点是注意激光治疗时的剂量和即刻的组织反应，一般以静脉畸形病灶有萎缩和轻微苍白为宜。

3. **术后出血**　主要发生在术后 2 周，预防激光照射剂量过强是重要的预防出血的手段。对于年老体弱的患者，预防的重要环节是注意加强术后的营养，防止治疗部位的过度运动。手术翻瓣激光治疗的主要并发症是神经损伤，重要的是仔细的手术解剖暴露，防止术中出血，保持干净的术野，注意激光照射时的冰生理盐水降温，必要时应用神经探测电极等，其他还有术后渗出过多、死腔形成等，预防的有效手段是术后创面严密加压包扎和合理使用负压引流装置。

二、匍行性血管瘤

匍行性血管瘤是一种在扩张的毛细血管内伴有内皮细胞增生的血管性疾病，病因不明，由 Hutchinson 于 1889 年首次报道。患者 90% 为女性，多数在 16 岁以前发病。典型病损为直径 1mm 左右鲜红到紫红色血管瘤样小点或小丘疹，稍隆起于皮肤表面，压之褪色，群集发生，匍行性发展。随着病情的发展。原病损消退变平，其周围又出现新的皮损是病变呈环形线状或网状丝窗花格样外观，并可见鳞屑及轻度苔藓化，有浅褐色和色素沉着，无自觉症状。全身除掌、跖、黏膜外，身体任何部位均可发生，但以下肢最为多见。

（一）病理学特征

匍行性血管瘤最重要的组织学表现为真皮乳头和真皮上部扩张而弯曲的毛细血管，其管壁增厚，可见内皮细胞增生，血管外偶见淋巴细胞为主的炎症改变。无出血、含铁血黄素沉着。扩张的毛细血管不显示碱性磷酸酶活性，与正常毛细血管形成对比。

（二）诊断及鉴别诊断

根据临床和组织病理不难诊断，但需与 Schamberg 进行性色素性病相鉴别。后者有辣椒粉样斑点倾向融合和形成弥漫性色素性斑片。毛细血管扩张性环状紫癜为双侧性，并且其特点是急性发作性毛细血管扩张点，并向外周扩展和形成小环。在 Gougerot 和 Blum 苔藓样紫癜性色素性皮病中，原发损害是微小、苔藓样、红褐色丘疹，有时是出血性的，并倾向中央消退而遗留色素沉着。

（三）治疗

匍行性血管瘤病程缓慢，一面消退，一面发生，但是一般不会完全消失。在临床上用脉冲染料激光治疗可改善或减轻这些损害。

三、红斑痤疮

红斑痤疮本质上是指皮肤血管功能失调。一般人认为它不是一种病，而是许多人呈现的一种体质类型，其特征包括毛细血管扩张、丘疹、脓包和肥大性酒渣鼻。有文献研究表明，螨虫在其中起了重要作用。研究已经证明，经过 IPL 治疗后螨虫完全被杀死，这种热破坏正是 IPL 治疗有效的重要因素。毛细血管扩张是血管化的晚期表现，可能由于真皮层浅层机械组织完整性的破坏引起了毛细血管被动膨胀扩张，炎症反应及形成的新生血管最终造成的毛细血管扩张。

然而脉冲染料激光对红斑狼疮相关的毛细血管扩张和红斑的治疗效果很好，并且具有一定的美容效果。532nm 波长的 KPT 激光也有着不错的治疗效果，唯一的不良后果是顺着扩张的毛细血管走向出现线状结痂；强脉冲光治疗酒渣鼻同样有效，它能快速消除血管，并且不留有明显的紫癜和结痂。

四、静脉湖

静脉湖可发生于任何年龄段，但好发于中老年人暴露部位的皮肤和黏膜，如头、颈、口唇等。损害为深蓝色至黑色的丘疹，有时类似血疱。

本病病理改变不是真性血管瘤，而是其扩张的静脉，真皮浅层可见高度扩张的血管腔隙，其中充满红细胞，管壁由单层内皮细胞和薄层纤维组织构成。周围真皮常显示明显的老年性弹性纤维变化。

本病史用长脉宽 Nd：YAG 激光治疗效果好，连续激光治疗易遗留瘢痕。

五、下肢静脉曲张

下肢静脉曲张在 10%～15% 的成年男性和 20%～25% 的女性中会出现。作为最常见的血管性疾病之一，其发病原因主要是静脉腔内压力增高，静脉壁弹力减退而扩张、迂曲。静脉血逆流和回流障碍均可使静脉腔内压力增高，前者由于原发性静脉瓣膜功能不全所致，后者由深静脉血栓形成加上包括长期站立、遗传、腹内压增高等诱发因素最终导致静脉曲张。

本病主要表现：下肢可见迂曲扩张的浅静脉，隆起于皮下，以膝下小腿内侧为明显。初始可无特殊不适，随着病情加重，可感觉下肢酸胀、疼痛不适、容易疲劳乏力，久站及午后加重，休息后或抬高肢体症状可好转。部分患者可出现小腿肌肉抽搐疼痛。病程长时，小腿皮肤可发生营养性改变，表现为皮肤萎缩、色素沉着、脱皮、皮肤瘙痒、瘀积性皮炎、皮下硬结和溃疡形成，溃疡可经久不愈。

静脉曲张的治疗包括非手术治疗和手术治疗，前者包括药物、配穿弹力袜、注射硬化剂等对症治疗。后者主要由传统的大隐静脉高加上抽剥手术，以及静脉腔内激光、射频、电凝和透光直视下刨吸手术。

六、Civatte 皮肤异色症

Civatte 皮肤异色症是毛细血管扩张的一个变形，常发生在颈部和上胸，主要是由于紫外线的累积暴露和各种不同化学试剂（尤其是芳香族化合物）的联合光敏作用所致，皮肤异色症的组织学改变包括毛细血管扩张、无规则的色素沉着及皮肤萎缩。组织活检结果和临床表现一致。通过对毛细血管扩张和收缩变化的同时治疗，才会取得最好疗效。

治疗上主要采用脉冲染料激光和强脉冲光（IPL）。脉冲染料激光的主要问题是出现大面积紫癜和需要多次治疗。IPL 的治疗效果非常理想，强脉冲光系统能够作用于血管、表皮、真皮的黑色素。通常采用多种波长，并首先使用 515nm 滤光器。患者接受一次治疗后大约可改善 75% 的不良反应，主要有暂时性红斑及少量紫癜。

第四章　激光脱毛

第一节　概　述

基于美容、社交或医学等多方面的原因，很多人选择去除身体和面部多余的毛发。毛发增多主要见于多毛症和毛发增多症。多毛症是指女性在雄激素依赖部位出现毛发或毛发增多。毛发增多症是指男性或女性出现的任何部位的毛发增多。传统的脱毛方法有多种，如蜡脱法、刮毛法、钳镊法、化学脱毛等。这些方法只能将皮肤表面毛干暂时性去除，深部毛囊未受到破坏，毛发很快再生。电解法和热熔法能够有效地破坏毛囊，阻止毛发再生。这两种方法虽能长久地去除毛发，但操作烦琐、费时、效率低，并有遗留瘢痕的可能，现已很少使用。

目前激光脱毛已被广泛应用。激光可便捷、永久地去除人体表面大面积的毛发，如唇毛、络腮胡、发际、多余的眉毛（修眉）、倒睫、腹股沟及会阴区的阴毛、躯干及四肢多余的体毛、植皮或皮瓣手术后形成的不雅毛发等。与上述脱毛方法相比，激光脱毛便捷、效率高，治疗不适感轻、瘢痕及其他并发症发生率低。

第二节　毛发的结构与生理

一、毛发的分类

毛发是皮肤的附属物，人体除了手掌、足底、指（趾）侧面及末节的背面、口唇、乳头、阴蒂、小阴唇及大阴唇、阴茎龟头和包皮内面无毛外，其他部位都长有毛发。根据毛发的生长及质地可分为胎毛、毳毛、终毛三种。

（1）胎毛：胎内生长，是无髓质和色素的细而软的毛，一般在出生前 4 周左右脱落。

（2）毳毛：软而无髓质，偶见色素，常不超过 2cm。

（3）终毛：长而粗，有髓质和色素，如头发、睫毛、眉毛、阴毛及腋毛等。

二、毛发的结构

毛发由毛囊和毛干组成。从解剖角度看，毛囊由毛球、峡部和漏斗部组成。毛球从毛囊基底部至立毛肌的附着处，包括茎部和球部。茎部含有特殊细胞的部分称隆突，该处存在毛囊干细胞，是毛囊生发细胞的来源。球部含有毛乳头和毛基质，毛乳头与诱导和维持毛发营养及生长有关，毛基质是毛囊及毛发的生长区，内有黑色素细胞。峡部从立毛肌附着处至皮脂腺开口处。漏斗部是从皮脂腺开口至毛囊口。从外到内，毛囊结构分为结缔组织鞘、外毛根鞘、内毛根鞘和毛干。结缔组织鞘起源于真皮。外毛根鞘在漏斗部翻转与表皮连接，在峡部末端外毛根鞘细胞增殖形成隆突，可作为毛囊受损后再生的储备。内毛根鞘为生长中的毛干提供坚硬的支撑，到峡部水平与毛干分离，被包绕的毛干和残余毛囊之间的滑动平面是在外毛根鞘的配对层。毛干是表皮向外生长的特殊部分，由角脘细胞构成，主要成分为角蛋白，占毛干总量的 85% ~ 95%，由内向外可分内、中、外三层。内层位于毛发中心，称髓质（但有些毛发如毳毛无髓质）。中层称皮质，为毛发构造的主要部分，在电子显微镜下观察，皮质细胞有张力细丝和纤维间基质。外层称角质部，又叫毛小皮，由 6 ~ 10 层扁平长形鱼鳞状细胞重叠排列而成，是毛干的保护层。

三、毛发的形态

虽然不同人种，毛发的成分组成没有本质的区别，但毛发的形态有一定的差异，最明显的是头发。例如，亚洲人的头发一般是黑色，直发，从根部到发梢比较均匀一致，发丝横截面形状呈圆形，直径较粗；欧洲人的头发颜色有银灰色、金黄色、棕黑色和黑色，一般是直发或稍许弯曲，发丝横截面形状较圆，发丝较细；而非洲人的头发一般是黑色，卷发，发丝横截面形状呈椭圆形；黑白混血人种的头发物理形态基本介于欧洲人和非洲人头发形态之间。

四、毛发的色泽

毛发的颜色由毛干所含的黑色素数量、分布和类型决定，可呈黑色、褐色、金黄色、红色和白色等。人毛发中有两种黑色素：棕黑色的真黑色素和红色的褐黑色素。大多数红发人群黑色素 1 受体（MC1R）基因发生了突变。金色头发黑色素小体的数量和黑色素化的程度都低得多。产生白发的原因是黑色素干细胞的耗竭、黑色素细胞数量减少所致。黑色素是毛发和皮肤的色基，是激光去除毛发的靶组织。尽管黑色素细胞存在于毛囊的所有部分，但只有那些位于毛囊基质处毛球上半部分和漏斗部上段的黑色素细胞可合成黑色素颗粒，毛球上部的黑色素细胞产生的黑色素颗粒会转移到生长中的毛干里，漏斗部黑色素细胞功能与其对应的表皮黑色素细胞相似。在毛球外毛根鞘和毛囊中下部的黑色素细胞都是典型的无色素细胞，但它们在受损伤后可能会被激活。

五、毛发的生长周期

毛发生长具有周期性，可分为生长期、退行期和静止期。不同部位毛囊生长并不同步，具有各自的周期，其长短与生长周期时间的不同有关。生长期的长短决定了毛干的长度，退行期相对恒定，但静止期在不同部位差异很大。如头发的生长期可达 3 年，退行期一般为 3 周，静止期约 3 个月。眉毛和睫毛的生长期仅约 2 个月，腋毛和腿毛的生长期约 4 个月。

不同周期毛发的组织化学变化是不同的。毛发的生长和着色只发生在生长期，毛发生长起源于表皮下隆突部的次级毛芽，随着生长期的继续，毛球向真皮深处移动，不同部位深度不同，最深可以达到脂肪层。由生长期向退行期转变，是脱毛过程中很重要的一步，受多种生长因子（如 β_2 转化生长因子和成纤维细胞生长因子 5）表达改变的调控。退行期毛母质退化、细胞分裂停止、毛细血管减少、毛乳头萎缩、毛球的黑色素细胞停止产生和转运黑色素，此期可持续数周。可控性的毛发退化是由于下段的毛囊上皮细胞的大量死亡造成的。静止期黑色素合成终止，一部分毛囊黑色素细胞凋亡导致毛棒近端的毛干色素缺失，形成静止期的无色素毛棒，同时毛囊与毛乳头分离、毛发脱落。静止期具有增殖期相对休止的特征。毛囊从静止期重新回到活性的生长机制并不是完全清楚，可能是静止期临近结束时，真皮乳头收缩并向隆突部上移，退化中的上皮柱转变为次级毛芽，随着毛乳头未分化上皮细胞的重建，毛发开始了生长期，形成新的毛母质和毛球，毛球内的黑色素细胞亦恢复正常功能。此过程与次级毛芽、隆突、真皮乳头和不同信号分子之间的相互影响有关。

激光脱毛治疗时机的选择同这些周期之间存在潜在的关联，了解它们不但能够帮助我们决定激光治疗的最佳周期，还将决定激光永久脱毛效果。目前认为处于生长期早期的毛发对于激光的破坏作用更为敏感。因此期毛发生长活跃，毛母质细胞快速分裂，黑色素最多，此外因毛囊小、生长部位浅，激光可以穿透至足够的深度。生长中后期的毛发，毛囊最大最深。刚脱离静止期的毛囊，毛球较浅，但是毛干近端的地方没有色素，不能很好地吸收激光的能量。这些都会影响激光脱毛的治疗次数和时间。从另一方面来说，毛球的深度对于脱毛效果的影响并不都是负面的。因脂肪比胶原蛋白的热绝缘性好，因此位于深处脂肪组织的毛球在接受到热量后，热损伤会更好地局限于毛囊内。退行期和静止期毛球停止产生黑色素，激光无明显作用，只有等转入生长期，黑色素细胞恢复功能后激光治疗才能起作用。由于毛发生长周期是不同步的，使毛发生长周期与激光脱毛效果间的关系更加复杂。大家曾试图把治疗靶点集中于生长期的毛发，希望以此来提高脱毛的效果，但最终失败了。此领域很多结果相互矛盾，需要更深入的研究。

由上可知，因不同部位毛发有不同的生长周期，激光脱毛需多次治疗。若某部位生长期毛发比例小，则治疗次数相对要多；反之，治疗次数可减少。同时，激光治疗间隔也有差异，通用的激光脱毛的治疗周期都是间隔 4~8 周，不同部位对激光治疗的反应时间是不同的。如唇毛有相对较短的静止期，治疗间隔可短至 1 个月；躯干和四肢毛发静止期相对较长，治疗间隔以 2 个月左右为宜。此外，毛囊的深度与激光选择有关，如深度较深须采用较长波长的激光治疗；反之，可采用较短波长的激光治疗。

第三节　多毛症

多毛症是指女性雄激素依赖性区域出现异常毛发生长，与相同年龄和性别的人相比，毛发过度生长、变粗、变黑。由于各种原因使体内雄激素水平升高或靶器官对雄激素的敏感性增高所引起。

一、病因

（一）先天性多毛症

先天性多毛症多与种族、家族遗传有关。

1. 全身多毛症　人类遗传中较罕见的返祖现象，为基因突变，绝大多数是常染色体显性遗传，全世界至今报道仅 50 例左右。

2. 先天性局部多毛症　如色素痣多毛症。

（二）内分泌障碍

内分泌障碍是指内分泌腺体的肿瘤或腺体增生，或者某些综合征（如肢端肥大症）的局部表现。常见于下列疾病：

1. 肾上腺性多毛症　①肾上腺肿瘤。②库欣病，由于皮质醇长期分泌过多，引起蛋白质、脂肪、糖、电解质代谢的严重紊乱，干扰了其他多种激素的分泌。③先天性肾上腺皮质增生，见于 21-羟化酶缺陷和 11β-羟化酶缺陷。

2. 卵巢性多毛症　①多囊卵巢综合征，多发生于面部、乳房和腹部，但无男性化表现。②卵巢肿瘤，常见的有卵泡膜细胞瘤、颗粒细胞瘤、门细胞瘤、睾丸母细胞瘤及残余的肾上腺细胞瘤等。

3. 纯性腺发育不全　患者在青春期前发育正常，5%～10%的病例产生多毛症。

（三）其他疾病

其他类型多毛症多与全身性疾病有关，是身体疾病的一个表现。

1. 遗传性疾病　见于卟啉病、大疱性表皮松解症。

2. 神经性厌食症　面部、躯干和四肢有细绒毛样多毛症。

3. 皮肌炎　多毛主要见于儿童前臂、小腿和颞部。

（四）药源性多毛症

药源性多毛症长期大量服用皮质类固醇激素治疗的患者，多毛以面部为甚，也可分布于背、上肢，但停药后数月可消退。如米诺地尔每日口服，持续数月，可出现多毛症；大部分肾移植患者用环孢素可发生多毛症；长期服用某些药物如苯妥英钠等也可造成多毛。

（五）特发性多毛症

特发性多毛症是指家族性或体质性多毛症，即有明显的家族发病倾向，无内分泌紊乱，也没有医源性原因的多毛症。目前认为本病主要是毛囊和皮脂腺对雄激素敏感性增高或局部 5α 还原酶活性增高使双氢睾酮（DHT）增多所致。

（六）暂时性多毛症

暂时性多毛症如绝经期多毛与妊娠期多毛等。

二、临床表现

（一）先天性多毛症

1. 全身性多毛症　患者一般出生后全身有乌黑坚硬的毛，面及躯干四肢毛致密而长，毛可长达 10cm，身体其他状况与常人无异，智力发育多正常，俗称"狼人综合征"，亦称为"毛孩"。

2. 局部性多毛症

（1）在黑色素痣的基础上长出黑毛，又称毛痣或痣样多毛症。

（2）患者常患有先天性脊柱裂，在腰骶部长出一撮又长又黑的毛。

（二）特发性多毛症

特发性多毛症的多毛开始于青春期，以后数十年持续发展，无其他内分泌异常，月经正常且循环中的雄激素水平正常。

（三）高雄激素性多毛症

内源性及外源性雄激素增多均可引起多毛，由循环中的雄激素升高引起的多毛症占本病的 75%~85%，主要源于肾上腺和卵巢的多种病变，释放过量的内源性雄激素，同时还伴其余器官的表现如脱发、肥胖症、黑棘皮症等。

（四）其他内分泌疾病

其他内分泌疾病如肢端肥大症和所有能导致高泌乳血症疾病的患者可能出现多毛；甲状腺功能亢进合并胫前黏液性水肿患者，在胫前水肿区域可能出现多毛。

三、鉴别诊断

（一）毛发过多与多毛症

毛发过多是指体表毛发增多，无性别差异，可发生在身体的任何部位，大多数有家族性毛发过多史。多毛症是指女性雄激素依赖部位的毛发过量生长，分布形式有男性倾向，可出现在下颌、嘴唇上方、耳前、前额、后颈、乳头周围、脐孔下正中线等部位毛发增多，脸部最为常见，同时又伴有男性化现象，如有喉结出现、声调低沉及阴蒂肥大等。

（二）其他疾病

多毛症应与多囊卵巢综合征、肾上腺皮质增生、肾上腺皮质腺瘤、肾上腺皮质癌、卵巢肿瘤及异位 ACTH 综合征等鉴别诊断。如多囊卵巢综合征，还可有肥胖、闭经、不孕、阴蒂肥大、痤疮、乳房发育不良及多毛症等症状与体征；肾上腺性多毛症，可有向心性肥胖、高血压、痤疮、闭经、多血质、皮肤紫纹、满月脸及骨质疏松等，同时其皮质醇水平升高、尿 17-KS 及 17-OHCS 升高、尿皮质醇升高等可以鉴别诊断；先天性肾上腺皮质增生，同时伴有两性畸形者比较容易识别，而迟发型与隐型患者多在青春期后发病，临床仅表现多毛和阴蒂轻度肥大，很不容易与特发性多毛症鉴别诊断。

四、脱毛指征

医学上的脱毛指征包括须部假性毛囊炎（PFB）、颈部瘢痕疙瘩性痤疮（AKN1）和分割性蜂窝织炎等。然而，社会标准对那些面部、身体有过多毛发的人群造成很大的心理压力。大多数要求脱毛的患者，毛发分布及数量均正常，激光脱毛是去除不喜欢的毛发，而不是认为的过多毛发，脱毛属美容需要。临床上大多数女性感到腋窝、比基尼区、腿部、面部多毛不雅，而男性则主要有胸部、腹部多毛和面部胡须。总之，体表毛发过多对一些患者来说是很痛苦的事情，在某些族群如南亚人群中尤为常见。

五、治疗

社会或个人对毛发的分布和密度的看法会影响患者的偏好，因此，必须要先清楚了解患者的期望和实际脱毛可达到的效果。目前有很多去除多余毛发的方法，可分为四大类。

1. **暂时性脱毛**　如拔毛，刮毛，钳镊拔毛法、蜡脱法与糖脱法、绞线法、磨法脱毛。

2. **暂时性毛发抑制**　直流电电解法、热解法、综合法。

3. **永久性毛发抑制——激光**　方法很多，每种方法各有其优缺点。暂时性脱毛或毛发抑制只能将皮肤表面毛干暂时性去除，深部毛囊未受到破坏，毛发很快再生。其中永久性脱毛中的电解法是用两根电极之间的低直流电作用于组织，通过电极顶端的化学反应导致组织损伤和毛囊破坏。

4. **热熔法**　是采用高频电流加热组织，破坏毛囊，也称"电脱毛"。后两种方法虽能长久地去除毛发，但操作烦琐、费时、效率低，并有遗留瘢痕的可能，现已很少使用。激光脱毛便捷、永久、效率高、治疗不适感轻，瘢痕及其他并发症发生率低，目前已被广泛应用。

第四节　激光脱毛

一、概述

早在20世纪60年代，Goldman首先描述了红宝石激光对毛囊黑色素的破坏作用，但未用于临床。20世纪80年代，Ohshiro描述了红宝石激光治疗色素痣后毛发脱落，但同时表皮亦受到严重损伤。1993年，哈佛大学威尔曼医学光学实验室展开对红宝石激光脱毛的研究，随后红宝石激光器、Nd：YAG激光等陆续用于激光脱毛治疗，取得了显著的疗效。此后，陆续研制出新型的激光机，取得理想的临床治疗效果。先天性多毛症多用激光脱毛，而多数获得性多毛症常伴有明显内分泌紊乱，必须排除严重的内脏疾病和停用一切可能引起多毛的药物或服用抗雄性激素类药物，才能达到根除病因的目的。

二、激光脱毛机制

激光脱毛的原理基于选择性光热作用理论，毛囊和毛干中有丰富的黑色素，黑色素分布于毛球基质的细胞之间，并且也能向毛干的结构中转移。激光能以黑色素为靶目标精确进行治疗。黑色素在吸收了激光的能量后温度急剧升高，导致周围毛囊组织破坏，从而达到脱毛的目的。

根据选择性光热作用理论，通过选择合适的波长、脉宽和能量密度就能精确的破坏毛囊而不引起临近组织的损伤。

（一）波长的选择

由于毛球部位较深，需要使用波长较长、穿透较深的光源。波长太短时，由于穿透力较差，不易达到深部毛囊毛干及周边含色素基质组织，同时表皮黑色素和毛囊黑色素竞争性争夺能量，易灼伤表皮，所以我们多选用 694~1 064nm 波段波长，以便更有效破坏靶细胞，达到脱毛目的。目前常用于脱毛的波长为 694nm、755nm、800nm 和 1 064nm，其中以 755nm 和 800nm 较为常用。

（二）脉宽的选择

脉宽在激光脱毛中也有着非常重要的作用，当脉宽小于靶细胞热弛豫时间可引起靶细胞破换，当脉宽大于靶细胞热弛豫时间时，靶细胞不易受损，所以在选择脉宽时宜选用大于非靶细胞小于靶细胞的脉宽。一般来说表皮黑色素细胞的热弛豫时间是 0~10ms，毛干、毛囊及其表皮黑色素细胞颗粒较大、热弛豫时间较长，为 40~100ms，所以我们用于脱毛脉宽选择在 10~100ms。对于毛干以外的无色素毛囊干细胞，是我们长久脱毛的一个主要靶细胞，我们可给以大于毛干热弛豫时间的脉宽，以便破坏整个毛囊，达到永久脱毛的效果。对于肤色较暗的患者往往也能起到较好的作用，并且不良反应会明显减少。

（三）能量密度的选择

激光脱毛必须用合适的能量密度，能量密度过小达不到治疗目的，过大则产生副损伤，一般而言，激光的能量密度以患者可耐受且不产生明显副反应的最大能量密度为宜。

三、常用的激光器

（一）红宝石激光器

红宝石激光器波长为 694nm，由于波长较短，穿透深度有限，不能有效穿透到毛囊深层部位，所以脱毛效果不明显，现在已很少人再利用。且 694nm 波长不仅毛干容易吸收，表皮黑色素细胞也比较容易吸收，特别是对于有色人种更容易引起表皮脱色、水疱、水肿瘢痕等表皮损伤。红宝石激光器脉宽较短，小于表皮热弛豫时间，易于灼伤表皮。

（二）翠绿宝石激光

翠绿宝石激光器激光波长为 755nm，是现在常用的一种脱毛激光器。其穿透能力强于红宝石激光，作用深度较红宝石激光深。脱毛效果较好，不良反应较少且时间较短暂。主要不良反应有皮肤红斑反应、色素沉着、毛囊炎等。其主要见于肤色较深的患者或术后为正确冰敷的患者。治疗参数：脉宽为 0.5～300ms，能量密度 5～100J/cm^2，光斑大小3～15mm。

临床上常见的翠绿宝石激光器有：Apogee（Cynosure）Epitouch（Sharplan）、Gentlelase（Candela）、Ultrawave（Adept Medical）和 Epicare（Light Age）等。

（三）半导体激光器

半导体激光器的波长为 800nm/810nm，尤其适用于黄色皮肤人中。半导体激光的穿透深度较红宝石激光、翠绿宝石激光要深。毛囊黑色素对 800nm 的光子吸收较多，对毛囊的破坏较强。表皮黑色素对半导体激光发出的 800nm 光子吸收较少，受到的破坏的较轻，不良反应较少。半导体激光成本较低，可靠性强，体积较小，对电力供应无特殊要求，同时配备有同步冷却系统，不需外置冷确系统或通风设备。治疗参数：脉宽为5～1 000ms，能量密度 5～100J/cm^2，光斑大小 2～14mm。

临床上常见半导体激光脱毛机有：LightSheer（Coherent，Lumenis）、Apex－800（Iridex）、SLP1000（Palomar）、Mediostar（Aesclepion）和 F1 半导体激光（Opus Medical Inc）等。

（四）掺钕钇铝石榴石（Nd：YAG）激光器

Nd：YAG（1 064nm）激光器有两种模式激光用于脱毛：

一种是高功率 Q 开关 Nd：YAG 激光如美国 Conlio Medlive IV，由于没有破坏毛囊生长细胞，毛发会继续生长，同时毛囊的黑色素遭破坏，黑色素生成减少，导致生长出现的毛发部分变白，目前 Q 开关模式的 1 064nm 激光已很少用于脱毛。

另一种是长脉宽 Nd：YAG 激光，经证明有明显脱毛效果，尤其是黑粗毛。治疗后毛发可基本脱去，除有红斑、水肿及治疗时疼痛外，其他如色素改变等不良反应发生率很低，特别适合于肤色比较深的患者。治疗参数：脉宽为 0.25～500ms，能量密度 10～600J/cm^2，光斑大小 3～18mm。

常见的 Nd：YAG 激光脱毛机有：Lyra（Laserscope）、CoolGlide（Ctera）、Ultrawave（Adept Medical）、Profile（Sciton）、Vasculight（Lumenis）、Athos（Quantel）、Dualis（Fotona）、Varia（Cooltouch）、Mydon（Wavelight）、GentleYAG（Candela）等。

（五）强脉冲光（IPL）机

强脉冲光不是激光，是一种非连续多种波长组合的光源，也可用于脱毛治疗。其脱毛机制是光源通过一滤光装置，产生波长在 500～1 200nm 范围的光，临床上常用的滤光片有 515nm、550nm、560nm、570nm、590nm、615nm、640nm、645nm、695nm、755nm，脉宽在 0.5～50ms 可调，可选择具有不同脉冲间隔期的一种或多种脉冲模式，每次激发可选择 1～3 个脉冲，能量密度 3～90J/cm^2，多为光纤输出，光斑为 8mm×35mm 或 10mm×145mm 等多种，冷却方式也有两种，一种是用一层厚的透明凝胶耦合在紧贴皮肤的棱镜上，同时冷却皮肤和棱镜，从而保护表皮；另一种是将循环冷却水装置固定在棱镜上，同时冷却皮肤和棱镜，从而保护皮肤。目前，临床上已有多种强脉冲光用于脱毛，各项参数可调，从而对不同类型皮肤和各种颜色毛发都能进行正对性治疗。

（六）E光技术

E光采用电能（射频）和光能（激光或其他光源）的协同作用，电能的热能集中于毛囊和隆突部位，光能的热能集中作用于毛干，使毛囊和毛干均被破坏而达到脱毛效果。以色列 Syneron 公司的 Aurorn 将射频与强脉冲光结合，Polaris 将射频与半导体激光结合。适用于所有类型的皮肤，因射频能量不为表皮黑色素吸收。

四、临床治疗注意事项

1. **术前准备** 对于肤色较黑的皮肤患者，术前应尽可能避免日光照射，最好用防晒霜 4 周。有色素沉着倾向者，同时可加用氢醌类药物预防。治疗区术前备皮，但不要拔毛，不要用蜡或脱毛膏进行脱毛，因这样会从毛囊中移走毛干。患者理解并同意后签署治疗同意书，术前照相，采集个人信息。

2. **治疗中** 根据患者肤色将能量调节至适合的能量范围，选用合适的手距，能量选用从低能量开始，先进行光斑实验，观察皮肤反应，光斑区皮肤发红或起红色丘疹都属于正常皮肤反应，询问患者疼痛程度，根据耐受程度适当调节能量参数。

治疗过程中皮肤会有烧灼感，如有任何不适及时告诉医生，暂停治疗，随时观察做过的皮肤反应，发现红肿反应应立即停止治疗，局部冷敷，待红肿消退后再将能量降低进行治疗，避开皮肤破溃、结痂区域治疗，治疗过程中要注意对患者眼睛进行遮挡和保护，出现问题及时处理，治疗完毕后用 95% 的酒精清洁消毒镜头，做好为下一位患者治疗的准备。

3. **术后注意事项** 术后当日治疗区域不接触水，暴露部位注意防晒，建议涂抹 30 倍以上防晒霜，每日 2 次。

4. **术后并发症及处理** 个别患者可能出现手术部位色素沉着，可自行消退，消退时间因人而异。术后 1~2d 不可搓擦，不饮酒。个别患者可出现短期皮肤层毛发外露，呈黑点状。

部分患者皮肤有丘疹样改变，短期皮肤发红或皮下瘀斑；个别患者持续时间较长，均可自行消退。

面部毛发经常被刺激者或使用过脱毛膏的患者，治疗次数需要增加。

多年来，激光脱毛技术越来越完善，但一些具体的技术还存在一些问题。然而，对于身体过多的毛发，激光脱毛依然是不错的选择。随着激光技术进一步的完善，将会有更好的设备，副作用会更少。

第五章　皮肤年轻化

一、概述

皮肤衰老包含自然老化（内源性老化）和光老化（外源性老化），是由遗传因素决定并受多种环境因素影响的自然过程。

面部年轻化治疗是通过各种方法来消除或改善面部衰老表现以达到外观年轻美丽的过程。以往通常采用药物外用、机械磨削和化学剥脱术等方法，治疗效果不尽如人意。整形外科的冠状切口和内镜除皱术，因创伤大、恢复时间长，亦不受患者认可。随着面部年轻化治疗技术的不断发展进步，微创或无创美容技术在面部年轻化治疗中起着举足轻重的作用，已经成为时代新宠，使求美者趋之若鹜。微创或无创美容技术操作精细、对正常的生理功能干扰小、术后恢复快、不良反应轻且并发症少，对求美者工作、生活、社交影响小，使求美者易于接受。

二、皮肤自然老化与光老化的发生机制

无论是自然老化过程还是光老化过程都对皮肤弹性纤维和胶原纤维质量和数量产生影响。胶原纤维是皮肤主要的组成结构，它的改变和缺失是老化皮肤上皱纹形成的主要原因。自然老化和光老化都有胶原纤维的缺乏，然而，两者胶原缺乏的机制是不同的。自然老化过程中，胶原合成减少，同时基质金属蛋白酶的表达增加，导致胶原合成和降解的平衡失调。光老化过程中，因紫外线照射使胶原纤维合成减少，另外，大量胶原降解使基质金属蛋白酶（MMPs）的表达增加。

研究发现，老化皮肤中 T 细胞的含量降低，对体外免疫应答降低，并且活化后产生的细胞因子也发生变化，白介素 2 减少，干扰素和白介素 4 升高，细胞毒 T 细胞、自然杀伤 T 细胞和 T 细胞抗原受体能力减弱。B 细胞数量变化虽然不大，但功能紊乱较为明显，表现为免疫球蛋白增多、自身抗体形成、对 T 细胞依赖抗原的应答减弱等。皮肤免疫功能的下降，导致老年人容易发生感染、肿瘤等疾病。皮肤老化的这些变化可能与调控皮肤衰老的基因有关，目前已经检测出 3 种基因：原癌基因 C-fos 和 C-myc、编码表皮生长因子受体的 EGFR 基因、被克隆的 GADD153 基因。前两者在抗原的识别、信号转导中起着重要作用，后者则在生长抑制、DNA 损害、对生长因子失去反应时被诱导活化。这 3 种基因的 mRNA 水平升高，说明皮肤已经开始老化；这种老化是由基因所决定的，同时也受一些内在因素，如营养、内分泌、机体的免疫状态等影响。

关于紫外线引起光老化的结论已被广泛接受。紫外线照射产生的活性氧簇自由基促

使 DNA 形成嘧啶二聚物，导致细胞的 DNA 损伤。最近的研究已经充分说明最初的分子反应与大多数典型的自然老化和光老化有关，同时提供了与二者过程有关的框架。端粒主要控制与老化有关的基因表达和细胞增殖能力。皮肤的自然老化主要依赖于在一系列的细胞分裂中不断进行的端粒缩短，而光老化又加速了紫外线辐射对皮肤的影响。

最近的研究表明，紫外线诱导的基质金属蛋白酶参与的信号转导及级联反应在光老化的发病机制中发挥了重要作用。紫外线对皮肤的辐射导致了由转录因子激活蛋白-1驱动的基因的表达，包括 MMPs。这些 MMPs 通过长期损伤降解胶原从而导致胶原缺乏，进而产生皱纹。近年来研究表明，紫外线照射引起细胞比如角质形成细胞、成纤维细胞和炎症细胞分泌 MMPs，引起过多基质降解，造成了光老化过程中结缔组织的损伤。中波紫外线可以在活体正常表皮中引起 MMP-1、MMP-3 和 MMP-9 的表达。研究结果表明，长期光损伤皮肤中的胶原缺乏，是由不断增加的重复的胶原降解引起的，而这种降解又是由紫外线诱发的 MMPs 引起的。

三、皮肤自然老化与光老化的临床表现

自然老化指的是单纯随年龄增长而产生改变的自然过程，是皮肤及其附属器官与机体衰老同步出现的组织学、临床及功能的减退和改变。皮肤的自然老化因年龄的不同表现有很大的差异，临床上常表现为皮肤干燥、粗糙、脱屑增多、脆性和敏感性增加；皮肤弹性降低、松弛萎缩、皱纹增多；皮肤血管突显、真皮透明度增加，但一般能维持其原有几图形外观，皮肤常呈灰白色。自然老化可发生在身体的任何部位，它是由内在因素决定的，不受或很少受外来因素的影响，属生理功能的退行性改变。

光老化发生在皮肤自然老化的基础上，临床上常表现为暴露部位皮肤松弛、粗深皱纹、结节、色素斑增多、皮革样外观；毛细血管扩张、原有几何图形外观明显改变或消失，皮肤常呈灰黄色；可发生各种良性、癌前期或恶性肿瘤。光老化主要受外来因素的影响，尤其是日光的照射，其严重程度取决于患者对日光的敏感程度以及日光损伤后的恢复能力。

皮肤的自然老化和光老化既有区别又有联系，且相互影响。皮肤自然老化之后降低了对紫外线的屏障作用，容易发生光老化，而后者又加速了皮肤老化，两者互相促进。

四、皮肤自然老化与光老化的组织学表现

自然老化的皮肤表皮变薄，表皮与真皮连接处变平，表真皮之间的黏附能力下降。真皮细胞的活性降低；黑色素细胞、朗格汉斯细胞计数减少；弹性纤维减少、变细；胶原纤维变直、结构疏松；蛋白聚糖减少；组织之间的血管减少。可伴有毛囊、腺体减少等变化。

光老化的皮肤表皮多数增厚，表皮与真皮连接处扁平。真皮细胞的活性增加；黑色素细胞、朗格汉斯细胞计数同样减少；弹性纤维增多、增粗、排列紊乱；胶原纤维减少、嗜碱性变、并出现异常沉积；蛋白聚糖增多；血管屈曲扩张、管壁增厚。同时可出现毛囊扩张、皮脂腺萎缩等损害。

表 5.1　自然老化与光老化的区别

自然老化	光老化
真正的老化	老化的表象
内源性	外源性
不可避免	可以避免
全身性	暴露部位
皮肤萎缩、松弛、皮纹加深	皮肤松弛、皱纹、毛孔粗大、色素沉着、毛细血管扩张

第一节　剥脱性表皮重建术

激光的表皮重建术分为剥脱性表皮重建术（ablative laser resurfacing）和非剥脱性表皮重建术（non-ablative laser resurfacing），剥脱性表皮重建术相对于非剥脱表皮重建术创伤大，治疗后需要恢复时间长，但是从疗效上看，有着不可比拟的优势，仍是国际上皮肤年轻化的"金标准"。

我们这里介绍四种用于剥脱性表皮重建的技术：CO_2 激光、铒激光、点阵激光和等离子技术。

一、CO_2 激光表皮重建

（一）发展

CO_2 激光是 1964 年发明并主要应用于现代皮肤病治疗的激光。最初的 CO_2 激光是连续激光，并用来作为切割的工具，用 CO_2 激光进行切割时，可减少手术中的出血并减少术后疼痛，但由于其热传导，对周围邻近组织的热损伤作用太大，限制了它作为切割工具的用途。20 世纪 70 年代，连续 CO_2 激光开始用于激光的表皮重建治疗，利用 CO_2 激光对皮肤"激光气化"的原理来治疗文身、增生性瘢痕、光化性唇炎、汗管瘤、皮肤疣等。20 世纪 80 年代，曾试用 CO_2 激光对老化的皮肤进行磨削治疗，但由于效果的不稳定和明显的瘢痕增生，限制了 CO_2 激光在美容方面的应用。20 世纪 90 年代初期，新一代具有选择性光热作用的 CO_2 激光诞生。它使用了一种高峰值功率、短脉冲和快速扫描的 CO_2 激光系统，由于其作用时间小于组织的热扩散时间，使激光瞬间汽化靶组织的同时，热能来不及向周围传导，从而降低了对正常组织最小的热损伤，在精确去除衰老表皮的同时，通过可控的热刺激作用到真皮，使真皮的胶原重组，从而达到皮肤年轻化的作用。这种技术上的进步，使新一代脉冲 CO_2 激光系统产生了更加优越的疗效，比以往的连续 CO_2 激光更加安全。

（二）简介

CO_2 激光是波长为 10 600nm 的红外光线，该波长能被组织中的水强烈吸收。激光被组织吸收后，组织中的水加热并转化为局部的热，达到100℃后汽化，最终引起靶组织的破坏。CO_2 激光分为连续 CO_2 激光和脉冲 CO_2 激光两大类。

（三）原理

CO_2 激光是最早应用于表皮重建的激光。要达到皮肤重建的有效性和安全性，热损伤带必须控制在靶目标的范围内（靶目标即含水的皮肤组织），因此治疗时 CO_2 激光的脉冲宽度和能量必须符合一定的要求。CO_2 激光在皮肤中的穿透深度为 $20 \sim 30\mu m$，对于 $20 \sim 30\mu m$ 厚的水来说，其热弛豫时间小于 1ms，而对于 CO_2 激光来说，要汽化这么厚的组织最少要提供 $5J/cm^2$ 的能量。所以，根据选择性光热作用理论，皮肤磨削术时，脉冲 CO_2 激光的理想脉宽必须小于 1ms，每个脉冲所提供的能量密度必须大于 $5J/cm^2$。

（四）分类

由于早期的 CO_2 激光采用连续波模式，其组织停留时间大于皮肤浅层的热弛豫时间（1ms），导致产生过度的非特异损伤，使临床上瘢痕形成和色素脱失或色素沉着等并发症极高。由于它的诸多并发症，限制了它在美容领域特别是皮肤年轻化方面的应用。新一代的 CO_2 激光由于技术革新，使它具有选择性光热作用，它的峰值能量密度大于皮肤组织的剥脱阈值（$5J/cm^2$），但组织停留时间小于皮肤的热弛豫时间（1ms）。

新型的 CO_2 激光主要有两种作用模式，一种是通过缩短脉宽来限制组织停留时间——Ultra Pulse 技术；另一种是采用扫描技术使连续波 CO_2 激光束快速扫描组织，在组织任何一点停留时间不超过 1ms——Silk Touch 技术。

Ultra Pulse 技术是最早应用于临床的高能脉冲 CO_2 激光，它是由 Coherent 公司生产的一种脉冲激光机，它采用专利技术，使 CO_2 激光处于真正的脉冲方式工作。激光的脉宽为 $0.6 \sim 1ms$，脉冲能量最高为 500mJ，热损伤深度小于 $70\mu m$。机器有两种工作模式，一种是连续波输出模式，一种是脉冲波输出模式，具有切割和汽化两种功能，配有 0.2mm、0.3mm、1.0mm、3.0mm 手具及特殊的电脑图形发生器（CPG），根据皱纹部位形状来调节发射出 7 类 56 种不同的电脑图形，最大扫描图形直径可达 19mm。这种可调控光斑大小、强度和光斑形状的模式生成器使治疗操作更快、更均匀，使用不同模式可以迅速准确地完成小面积或大面积的治疗。

Silk Touch 技术是在传统的连续 CO_2 激光的基础上，配以微处理器来控制，使聚焦的光束在靶组织上进行快速的扫描，保证光线在任何一个特定的部位上停留时间均在 1ms 以内。磨削除皱可使用 Silk Touch（ST）或 Feather Touch（FT）扫描器件，ST 和 FT 的脉宽均为 0.4ms，ST 扫描模式是每曝光 1 次重复扫描 2 次，FT 模式进行扫描可更表浅地汽化靶组织，并残留更小的色损伤层，适用于细小的皱纹和浅表的色素异常。Silk Touch 可选用的手柄有 125mm（光斑直径 $2.5 \sim 3.7mm$），200mm（光斑直径 $4 \sim 11mm$）和 260mm（光斑直径 $7 \sim 15mm$）。

（五）适应证

在皮肤的光老化方面常用 CO_2 激光治疗皮肤松弛、浅表细小皱纹、日光性角化症等，另外它还可用于治疗肥大性酒渣鼻、痤疮瘢痕、陈旧性瘢痕等。

（六）禁忌证

面部动态皱纹如眉间纹、较深的额纹、鼻唇沟和深大笑纹等不适于用 CO_2 激光进行，另外色素代性疾病如黄褐斑、白癜风，以及瘢痕体质都是 CO_2 激光的禁忌证。

二、铒激光（Er：YAG）表皮重建

（一）发展

由于 CO_2 激光的缺点，如产生色素脱失、色素沉着、长期红斑、延迟愈合、感染等并发症，这些并发症使激光技术和设备继续改进。理想状态下，激光系统既要能产生强大的剥脱功能，又要显著地减小对组织的非特异性损伤。于是，一种能精确去除皮肤又没有 CO_2 激光组织坏死带的激光——掺铒石榴石激光（Er：YAG 激光）问世，它对水的高亲和力使它能够精确有效地对组织进行剥脱，而其激光束的扩散极少，残留热损伤最小。

（二）简介

铒激光分为连续铒激光和脉冲铒激光，由于连续铒激光的创伤作用大，故很少应用于临床，目前临床上最常用的铒激光是脉冲式掺铒石榴石激光（Er：YAG 激光）。

（三）原理

Er：YAG 激光产生的光属于电磁光谱的近红外部分，波长为 2 940nm。铒激光对水的吸收系数是 CO_2 激光的 16 倍之多，这使得 Er：YAG 激光产生的能量比 CO_2 激光更容易被薄层组织吸收，其在组织中的穿透深度仅为 2.5μm。由于铒激光的能量几乎完全被水吸收，能量转换率极高，而脉冲作用时间极短，仅在几毫秒以内或更短，使得含水量很高的皮肤组织在被铒激光击中的瞬间直接被汽化掉；同时，由于极短的脉宽，使热能又很少传递到周围组织。所以，铒激光具有精确的表皮磨削功能，且残留的坏死组织少，创伤小，愈合快。同时，Er：YAG 激光的波长与胶原的最佳吸收峰（3 000nm）一致，因此也能被胶原选择性吸收。

在激光的表皮重建中，Miller 注意到组织的清除和凝结存在着相互竞争。铒激光的组织清除作用高于凝固作用，这使得铒激光能深入到真皮继续清除组织。与 CO_2 激光不同，Er：YAG 激光实现了真皮的清除而不是真皮的热凝固。由于铒激光热损伤范围小且可以直接清除真皮中的胶原，所以，在高能量多次照射时，铒激光可以穿过真皮进入皮下组织层清除组织。由于胶原的选择性吸收作用，Er：YAG 激光也可以用于清除瘢痕组织。轻度皮肤老化激光表皮重建一次照射即能完成，仅产生很小的热损伤。每增加一次照射能产生可以预期的损伤，直至真皮深层。

Er：YAG 激光在每个脉冲能量密度为 $0.25J/cm^2$，每个脉冲的皮肤磨削深度正好是 1μm，随着激光能量增加，每次照射所致的组织清除深度也精确增加。Hohenleutner 等注意到在超过组织清除阈时，能量密度每增加 $1J/cm^2$ 时，磨削深度增加 2.5μm。在能量达到 $25J/cm^2$ 前，能量密度和磨削深度基本呈线性关系。Er：YAG 激光的磨削阈值接近 $1.5J/cm^2$，当激光能量在 $1.5\sim25J/cm^2$ 内时，组织以清除为主，所产生的热损伤保持在最小水平；当能量超过 $25J/cm^2$ 时，每次照射所致的组织清除数量减少，凝结增加。

Er：YAG 激光进行激光表皮重建，能量密度为 $5J/cm^2$ 时，经过 4 次扫描可汽化表皮；能量密度为 $8J/cm^2$ 时，2 次扫描表皮即可被汽化。

（三）分类

由于传统的 Er：YAG 激光速度慢、能量低，磨削效率低，且凝固性能差，不能进行很好的止血，磨削深度浅，很难治疗深度皱等缺点，20 世纪 90 年代后期又开发出双重模式的 Er：YAG 激光，增加了长脉冲铒激光，使它的脉宽从 $350\mu s$ 增加到 10ms。可调的 Er：YAG 激光系统整合了长脉冲（凝固）和短脉冲（磨削）的效能，目前生产的有 3 种可调的 Er：YAG 激光系统；另一种是可调脉宽的 Er：YAG 激光（CO_3，Cynosure），能够传导不同宽度的单脉冲；另一种是双模（磨削和亚磨削/凝固模式）的脉冲 Er：YAG 激光（Contour，Sciton），第三种可调的 Er：YAG 激光系统是联合了 CO_2 和 Er：YAG 激光（Derma-K，Lumenis）的激光系统。

CO_3 Er：YAG 激光系统是一种可变脉宽的脉冲铒激光，能够传导的脉宽从 $500\mu s$ 到 10ms。短脉宽用于磨削，长脉宽产生的热效应类似于 CO_2 激光对组织的凝固作用。

双模式 Contour Er：YAG 激光应用"最佳复合"脉冲串技术，把每一个独立的 Er：YAG 激光脉冲层叠起来，将高能量短脉宽（μs）的磨削脉冲与低能量长脉宽（5～10ms）的凝结脉冲结合起来。这种脉冲可以是纯磨削脉冲，可以是纯凝固脉冲，也可以两者兼有。单次脉冲就能完全去除表皮，凝固作用能够在真皮层产生热损伤和组织收缩，有 CO_2 激光的汽化和凝结的效果。控制面板可选择清除深度和凝结深度。

Derma-K 激光系统是一种整合了 CO_2 和 Er：YAG 的激光系统，具有传导 CO_2 激光的凝固功能和 Er：YAG 激光的磨削功能。CO_2 激光脉冲在两个 Er：YAG 激光磨削脉冲之间发射，起到了亚磨削或者凝固脉冲作用，它的脉冲能量也可在组织清除和止血之间调整。

对于长脉宽的 Er：YAG 激光系统，一个总的原则，深的皱纹和严重的光老化最好选用最长脉宽的激光治疗，而对于表浅皱纹的轻度光老化使用短脉冲激光治疗。细小的组织雕琢及凝固模式的激光作用后留下的热坏死组织的去除，可用短脉冲模式可调 Er：YAG 激光做单纯的磨削。

（四）与 CO_2 激光比较

各项研究证实，CO_2 激光进行皮肤重建时，它的大部分能量用来加热而不是用来剥脱组织。Er：YAG 激光传导的能量，大部分用来剥脱而不是加热组织。

与 CO_2 激光皮肤重建术相比，由于 Er：YAG 激光穿透深度极小和残留热损伤有限，使它能够更精确、有效地控制靶组织的剥脱深度，术后恢复更快，产生的不良反应更少。而且，由于 Er：YAG 激光剥脱较表浅，治疗时的麻醉要求和麻醉引起的并发症也就明显降低。

由于 Er：YAG 激光安全性更高，它更适用于颈、前臂、手等部位的皮肤重建，这些部位被视为 CO_2 激光皮肤重建的禁区。另外，深肤色患者使用 Er：YAG 激光术后色素改变的发生率相对于 CO_2 激光低很多。

但是由于 Er：YAG 激光缺乏组织凝固，导致表浅真皮血管破裂出血，这也限制了它可以达到的剥脱深度，而且它不能引起组织的明显收缩，所以临床效果比 CO_2 激光差很多。CO_2 在皮肤重建中获得的良好效果，很多专家认为是由于热诱导的组织改变引起的。大量的研究表明，CO_2 激光治疗加热真皮胶原，引起胶原组织的收缩和真皮新胶原的合成。CO_2 激光皮肤重建后可产生 25%～40% 的即刻组织收缩，而短脉冲 Er：YAG 激光则没有发现引起明显的组织收缩。

（五）Er：YAG 激光和 CO_2 激光联合应用

鉴于 Er：YAG 激光的优缺点，如今，在国际上，多数医生更喜欢联合使用 Er：YAG 激光与 CO_2 激光来进行皮肤重建术。Goldman 和他的同事研究了使用 Er：YAG 激光来去除 CO_2 激光皮肤重建后出现的热坏死层。治疗方法为半边脸仅用 Er：YAG 激光治疗，另外半边脸先用 CO_2 激光，再用 Er：YAG 激光照射来除去热损伤区域。结果为联合治疗侧，热坏死明显减少，愈合加快，红斑减轻，且不影响新胶原的形成，治疗效果无明显差异。在口周皱纹的治疗上，联合使用 CO_2-Er：YAG 激光，术后的结痂、水肿、瘙痒明显减轻。但是，对于深皱纹，使用 CO_2-Er：YAG 激光综合治疗相对于单独使用 CO_2 激光治疗并没有什么优势。

（六）适应证

常用铒激光治疗面部轻度到中度的光老化皱纹（如眶周皱纹、颊部和前额的静态皱纹）、中度的面部萎缩性瘢痕、颈部皮肤和小的皮肤病变。

（七）禁忌证

对于遗留的动态皱纹（如眶周、眉心、前额），单用 Er：YAG 激光效果不好，可以在 Er：YAG 激光皮肤重建的同时联合使用肉毒素注射治疗，可取得良好效果。口周皱纹和去除较大的皮肤病变（如酒渣鼻）时，常常选用 CO_2 激光器。

三、点阵激光表皮重建

（一）发展

为了克服 CO_2 激光和 Er：YAG 激光在表皮重建术中副作用大的缺点，而且在治疗中又要尽可能保留其对胶原纤维合成的强刺激作用，在这种情况下，点阵激光技术应运而生。其理论源自 Rox Anderson 在 2004 年提出的局灶性光热作用理论（fractional photothermolysis），2007 年汽化性点阵激光概念的推出，使点阵激光的概念又得到了进一步的发展。由于点阵激光的优势，使其一出现就迅速得到临床医生的认可，成为近年来激光专业研究的热点。

（二）简介

点阵激光是对 fractional laser 一词的翻译，也称为像素激光或打孔激光。这种激光是利用一些特殊的手段，使激光发射出很多口径细小而一致的光束，每个光束之间有正常组织间隔，以作为热扩散区，减少激光治疗时对皮肤的热损伤，与传统经典的剥脱性全层表皮重建相比，点阵激光损伤范围大为减少，创面愈合更快，副作用显著减轻。

点阵模式的产生可通过三种方式来获得，第一种是通过"筛状滤光镜"，即在激光光束前安装一种特殊装置，这种装置是由很多微小透镜组成，就像带有无数孔的筛状滤光镜，当激光光束发出时通过这个装置后，光束会被重新分割为无数列阵样排列的光点，由此使得光束作用到皮肤时显示为点阵样排列。这种模式的特点是光斑及光点密度、大小均是恒定不变的。第二种模式是由电脑芯片来控制的图形发生器产生点阵光束，这种发生器是装在激光输出端，它将激光光束改变成无数的细小光束，使它们顺序产生或者随机产生出来，最终作用于皮肤时形成点阵状的不同的扫描图形。这种模式的特点是激光的光点密度可调，而且光斑的图形和扫描顺序都可以调节。第三种模式是用扫描式治疗头，治疗时激光手具在皮肤上滑动，光点将自动在皮肤上进行扫描，最终也是形成为点阵光。

点阵激光分为两大类：汽化型点阵激光（ablative fractional laser）和非汽化型点阵激光（non-ablative fractional laser），我们将在这里介绍汽化型点阵激光在光老化方面的应用。

（三）原理

点阵激光是基于局灶性光热作用原理（fractional photothermolysis）来进行治疗的一种激光。所谓的局灶性光热作用，是指将对水具有强吸收性的激光光束调节到数百微米，在保证一定能量密度情况下，使其作用于皮肤，激光会透过表皮进入真皮产生热损伤，从而启动机体的程序化创伤愈合过程。点阵激光将光束排列成点阵状，这种点阵状的热刺激会均匀作用于皮肤，从而导致包括表皮以及真皮在内的全层皮肤均匀的发生重塑和重建，这就是局灶性光热作用原理。激光作用皮肤时产生的大小一致且排列均匀的三维柱状热损伤带，称为微热损伤区（microscopic thermal zone，MTZ）。这种微小热损伤造成的柱状热变性区，使表皮形成柱状微小表皮坏死碎片（microscope epidermalp necrotic debris，MENDs），当能量密度足够大时可以将真表皮组织汽化而形成真正孔洞（microscope ablative zoon，MAZ）。如果激光光束只是引起了一个柱状的热变性区，称为"非汽化型点阵激光"，如果形成了真正意义上的孔径，则称为"汽化型点阵激光"。目前认为，MTZ 大小为 $300\sim500\mu m$ 以下时才是真正的点阵激光模式（fractional photothermolysis），$500\mu m$ 以上，则认为是点状表皮重建或称为点状磨削（fractional resurfacing）。通常使用的点阵激光 MTZ 的直径在 $400\mu m$ 以内，可穿透至 $1\,300\mu m$ 深度。激光的种类、波长及能量密度决定 MTZ 的直径和穿透深度，同一种激光，每个点阵光束的能量越高，则产生的 MTZ 直径越大，穿透越深。与传统的剥脱性激光不同，点阵激光产生热损伤时仅有 MTZ 为热损伤区，而其周围组织则是完好的正常组织，在创伤修复过程中，成为活细胞的储存库，其角质细胞可迅速爬行至 MTZ 区域，使其很快愈合，经研究发现，MTZ 区域的表皮再生可在 $24\sim48h$ 完成，新胶原在 4d 后产生。相对于传统剥脱性激光，点阵激光损伤范围大大减少，创面愈合快，副作用轻，这使全面部剥脱性表皮重建成为可能。

（四）分类

点阵激光可采用不同波长的激光，但它们的共同点是水对其都具有强吸收性的激光，即水是其作用靶，当激光作用于皮肤后，皮肤组织中的表皮、胶原纤维、血管等含水结构可将其吸收，产生热效应，从而促使新的胶原纤维合成胶原重塑、表皮更新，最终达到皱纹减轻、肤质改善的效果，实现皮肤年轻化的目的。不同波长激光产生的热效应不同，可分为两大类：一种是非汽化性点阵激光，一种是汽化性点阵激光。非汽化型点阵激光只产生一个柱状的热变性区域，主要是波长为 $1\,320\sim1\,550nm$ 范围的中红外线激光，汽化型点阵激光产生了真正意义上的孔径，主要有 CO_2 激光、铒激光和 YSGG 点阵激光。这里我们只介绍用于剥脱性表皮重建的汽化型点阵激光。

1. Er：YAG 点阵激光　波长为 2 940nm 的 Er：YAG 点阵激光，其特点是对水的吸收尤其好，表皮汽化功能很强，治疗精确，表浅。基于它的这个特点，使激光在表皮部分就被吸收掉，使其很难穿透至深层。因此，它可做表皮的精细磨削，对表皮进行嫩肤治疗，诸如改善色素斑、毛孔粗大、皮肤粗糙、表浅瘢痕等。但是由于其对真皮的作用小，对皮肤松弛的改善也不明显。

2. CO_2 点阵激光　波长为 10 600nm 的 CO_2 点阵激光是所有点阵激光中治疗效果最明显的激光，特别是在皱纹和痤疮瘢痕的治疗方面。以 Lumenis 公司的蔻蔻（点阵王）为代表的 CO_2 点阵激光，可提供两种治疗模式，一种是代表性的 ActiveFX 模式，该模式下激光光点直径为 1.25mm，光点的密度和能量可以任意调节，因此也可调整为传统的气化型表皮重建治疗。用这种模式来治疗色素性皮肤病时，疼痛感轻微，在无表面麻醉的情况下，患者也可耐受。第二种模式是 DeepFX 模式，光点大小为 0.12mm，光点的密度和能量也可以调节，这种模式下激光穿透得很深，可以观察到明显的真皮收缩效应。临床上，可将两种模式结合起来使用，已获得更多的临床适应证。

3. YSGG 点阵激光（yttrium scandium gallium garnet，YSGG，钇钪镓石榴石激光）　波长为 2 790nm，是一种波长介于 Er：YAG 激光和 CO_2 激光之间的激光，具有一定的真皮热刺激和止血作用，同时又具有良好的组织汽化功能。这是一种全新的激光系统，相关的临床经验和文献较少，国际上报道该激光有明显的临床疗效，主要是对老化的皮肤如色素斑、皱纹、皮肤粗糙、毛孔粗大、皮肤松均有效，治疗后 1 个月可见效，治疗风险小，治疗过程中无明显不适，治疗后修复时间短，无须特殊护理，对生活工作影响不大。

（五）适应证

点阵激光在光老化方面的应用主要是去除各种细小皱纹、毛孔粗大、皮肤粗糙、皮肤松弛、日光性角化和各类色素斑。另外，对痤疮后凹陷性瘢痕、手术切口瘢痕和外伤后瘢痕也有明显的疗效。

（六）禁忌证

瘢痕体质、皮肤有感染、全身免疫系统疾病或重要器官疾病者禁用。

四、等离子皮肤再生术

（一）发展

等离子皮肤再生术（plasma skin regeneration，PSR）在医学方面是一种新的技术，确切地说，它不是一种激光技术，而是一种非创伤性的嫩肤治疗术。等离子技术在外科的使用已经有十多年，但在皮肤年轻化方面的应用是近几年才开始的。用于面部除皱的等离子治疗技术最早是由 Phytec Inc 开发出来，并得到美国 FDA 的许可。自 2007 年开始，在国际美容会议上陆续出现了有关等离子在美容方面使用的报道，但目前使用这种技术的人并不多，临床经验也相对较少，我们在这里做一些简单的介绍。

（二）简介

等离子体（plasma）是物质存在一种特殊状态，是物质除了固态、液态、气态之外的第四种状态。固体物质受热到一定程度，吸收足够能量后，会变成液体，液体再加热将变成气体，如果再将气体加热，将会变成电浆状态，即原子失去外周电子后形成带正电荷裸原子、离子化的气体状态，形成由带电粒子（电子和离子）、中性原子、分子以及自由基的混合物，这就是物质的第四种状态，被称为等离子状态。根据产生它的气体的不同，会呈现出不同的光谱、温度以及离子种类。

等离子皮肤再生术（plasma skin regeneration，PSR）是利用微等离子体技术（micro plasma technology）或 Pixel RF 技术，向皮肤释放能量（而不是光）对皮肤产生热作用，使表皮快速更新和真皮胶原再生，从而达到改善皮肤光老化的作用。由于这种能量的释放不依赖皮肤的色素，使它适合大多数类型皮肤的治疗。

（三）原理

等离子体技术的外来激发能量由超高频率的射频电磁波产生。在治疗的手具中，氮气经过高频率电流的作用产生出等离子体，它能发射出一定波长范围的辐射脉冲，峰值能量集中在可见光范围，波长在靛色和紫色范围内，近红外段也有分布，脉冲宽度为毫秒级。选择氮气作为气体工作物质的原因，是因为它能够"净化"掉皮肤表面的氧气，从而减少治疗过程中形成热效应、结痂和瘢痕形成的风险。等离子氮气在手具中形成后，通过一个石英的喷嘴喷出 6mm "光斑"，当探头接近皮肤时，等离子体撞击皮肤，其能量迅速传递到皮肤表面，进而传导至真皮上层，引起瞬间可控的均匀的热效应，产生真皮胶原收缩反应，而在此过程中并没有组织爆破或表皮的剥脱。等离子能量加热皮肤后，热损坏破坏的表皮可以在上皮再生过程中充当生物敷料，这有利于表皮的快速再生和胶原形成。

等离子换肤时，能量参数可调，若参数设置高时，可引起表皮剥脱，会出现逐渐脱皮和随后的表皮再生，类似于 CO_2 激光表皮重建。若参数设置低时，热损伤不明显，仅有脱屑而非全层脱皮，类似于微晶磨削，治疗非常温和。而此治疗对真皮内层纤维细胞产生长期刺激，会导致新胶原沉积，会至少持续到治疗后 3 个月，达到收紧皮肤、除皱、恢复皮肤弹性和光泽的效果。

等离子技术的特点为：整个治疗过程中，只是等离子体自身的能量传递，而非光能量的吸收。与之前所描述的剥脱性激光不同，等离子皮肤再生时不需要以色素作为靶色基，对皮肤的色素细胞不起作用，称为"色盲"特性，所以，它适合于各种类型皮肤的治疗。研究证实，等离子皮肤再生术具有剥脱性嫩肤的疗效和非剥脱性嫩肤并发症少和恢复快的优势，对面部皮肤的治疗安全有效，是一种理想的新型嫩肤治疗手段。

（四）适应证

等离子皮肤再生术主要用于面部皮肤光老化的治疗，包括皮肤粗糙、皮肤松弛、毛孔粗大和皱纹等，对颈部、胸部和手部皮肤的光老化同样适用。另外，等离子技术还可以治疗痤疮及痤疮瘢痕、各种外伤性及萎缩性瘢痕、妊娠纹等，目前还有一种等离子光纤溶脂技术，是利用等离子微点状射频作用于皮下脂肪，使皮下脂肪加热融化，达到溶脂塑身的目的。

（五）禁忌证

瘢痕体质、皮肤有感染、全身免疫系统疾病或重要器官疾病者禁用。

第二节　非剥脱性表皮重建术

皮肤作为人类最大的器官，在人类生活中起着举足轻重的作用。在当今社会，随着物质生活的普遍提高，人们对自身皮肤的要求不止于无病理性疾病。环境污染、工作压力、不良嗜好等使得皮肤衰老提前到来，这已经引起人们的重视，促进了皮肤（尤其面颈部）年轻化的研究。有别于上一节剥脱性皮肤重建，非剥脱性皮肤重建旨在保护表皮的前提下，主要通过热力学效应加热真皮层，诱导真皮层胶原的收缩、增加以及结构的改变，减少表皮及真皮层黑色素、闭锁扩张的毛细血管，提高皮肤质地，使光老化皮肤外观及结构都有明显的改善。虽然非剥脱性皮肤重建技术未能达到剥脱性皮肤重建技术所产生的效果，但考虑到前者痛苦小、恢复时间短、成本较低、治疗区域并发症较少等优点，越来越多人青睐该类技术，并被大量研究人员研究开发。

通过对前辈专家及学者研究的总结，本节将对非剥脱性面颈部年轻化技术给以概括及介绍，主要对红外线激光技术、可见光激光技术、可见光非激光技术、射频技术、光动力疗法展开陈述。

一、红外线激光技术

（1）长脉冲 Nd：YAG（1 064nm）激光。

（2）短脉冲 Q 开关 Nd：YAG（1 064nm）激光。

（3）Nd：YAG（1 320nm）激光。

（4）1 450nm 半导体激光。

（5）1 540nm 铒玻璃（Er：glass）激光。

二、可见光激光技术

（1）585nm 脉冲染料激光。

（2）595nm 脉冲染料激光。

三、可见光非激光技术

（1）强脉冲光（IPL）。

（2）宽带红外光（TITAN）。

（3）发光二极管（LED）。

四、射频技术

（1）单极射频。

（2）双极射频。

五、光动力疗法

（一）红外线激光技术

红外线（波长700nm~1mm）对皮肤的穿透力较好，分为三部分：红外线A（波长700~1 400nm）；红外线B（波长1 400~3 000nm）；红外线C（波长3 000nm~1mm）。根据红外线波长和色基吸收曲线可知，黑色素及氧合血红蛋白随波长的增加吸收率反而减少，只有水分子对红外线的吸收率与波长呈正相关。通过真皮层内水分子（主要）、黑色素及氧合血红蛋白对红外线的吸收产生光热作用或光的机械效应，使真皮组织产生可愈性损伤（热损伤或机械损伤），热损伤温度需控制在60~70℃，胶原蛋白收缩温度控制在57~61℃，温度超过阈值时可能造成胶原蛋白不可逆变性，这些损伤激活皮肤的自我修复机制，胶原自我修复、新生胶原的增加、成纤维细胞被激活而后募集细胞外基质蛋白表达增加等，这些一系列短期或长期的作用使得皮肤皱纹、质地等得以改善。

1. **长脉冲Nd：YAG（1 064nm）激光** Nd：YAG（1 064nm）激光以掺钕钇铝石榴石为介质（波长1 064nm），根据红外线波长和色基吸收曲线，在此波长的红外线被水分子、黑色素及氧合血红蛋白三种色基吸收，但这三种靶向色基对该波长红外线的吸收率相对较低，这使得该波长的红外线具有深层穿透力（光学穿透深度：5~10mm）的作用效果，对皮肤及皮肤下血管产生热损伤效应，对真皮组织的热效应具有弥散性，可持续数秒，这也成为治疗后红斑较明显原因之一。

研究学者姜丽亚等通过建立小鼠实验模型，分别使用参数为脉宽3ms、5ms的长脉冲Nd：YAG（1064nm）激光与参数为脉宽5ns的短脉冲Q开关Nd：YAG（1 064nm）激光对小鼠脱毛后背部皮肤进行照射，实验设计间隔时间为1周，实验照射4次，在不同时间点测试真皮胶原、皮肤弹性、皮肤内羟脯氨酸的含量及照射后红斑反应指数四项检测标准。根据实验结果得知，两组在前三项检测标准中无统计学意义，而在红斑反应指数这一项检测标准中，长脉冲Nd：YAG（1 064nm）激光低于短脉冲Q开关Nd：YAG（1 064nm）激光。大量临床性实验发现长脉冲Nd：YAG（1 064nm）激光对皮肤弹性的提高较有优势。

2. **短脉冲Q开关Nd：YAG（1 064nm）激光** 与其他非剥脱红外线激光技术不同，作用于组织后通过机械效应损伤达到除皱目的。

Q开关Nd：YAG（1 064nm）激光脉宽极短，较黑色素颗粒热弛豫时间短，虽然只有纳秒级脉宽，但穿透性深、峰值功率较高，表皮及真皮内的色素颗粒受热后瞬时爆破，在不伤害周围正常组织的前提下，色素细胞框架被完整保存，加快修复过程。

Q开关Nd：YAG（1 064nm）激光不仅可以淡化色斑，对真皮层的胶原增生也有积极作用。Goldberg于1997年首次将短脉冲Q开关Nd：YAG（1 064nm）激光投入非剥脱性嫩肤，能量密度设定为5.5J/cm^2，光斑3mm，脉宽40ns。随后他尝试使用低能量密度2.5J/cm^2，光斑7mm，脉宽6~20ns治疗面部细小皱纹，通过患者外观表现及镜下组织学检查对比，高能密度参数可能会更好刺激胶原增生。由于此激光效果确切、副作用较小、安全性能高等优点，使得其在非剥脱性面部年轻化领域贡献突出。

3. **Nd：YAG（1 320nm）激光** 该激光对皮肤的作用原理依然为热损伤，该波长激光被水吸收率较其他以水为靶色基的红外线激光低，与波长1 064nm靶色基不同，此波长还不被黑色素及氧合血红蛋白吸收影响，这使得此波长激光的真皮层穿透性最强，深达500μm～2mm。胶原受到热力作用导致热损伤，遂缩短及新生。由部分研究学者临床及组织学研究得出，短期使用Nd：YAG（1 320nm）激光促进皮肤年轻化除胶原受热自我修复以外，还可能存在其他部分因素，尚未给出明确文字说明。经典参数：能量密度15～30J/cm²；脉宽为30～50ms。早期仪器无冷却设备当时学者采用参数为：能量密度32J/cm²；光斑5mm。后在此仪器的基础上添加热传感器和冷却设备，将表皮温度控制在42～48℃，相应参数为：能量密度28～40J/cm²；光斑5nm。较前者仪器并发症（水疱及红斑反应）轻。最新仪器为美国加州CoolTouch公司生产的CoolTouch 3激光传输仪器，在脉冲前（10ms）、中（5～10ms）、后（10ms）分别给予喷雾式冷却剂，能量密度13～15J/cm²；脉冲持续时间固定为50ms。

Nd：YAG（1 320nm）激光对胶原组织作用有别于短脉冲Q开关Nd：YAG（1 064nm）激光对胶原组织作用，Nd：YAG（1 320nm）激光对真皮组织内的胶原形成热效应，促进I型胶原增生。短脉冲Q开关Nd：YAG（1 064nm）激光通过机械效应使真皮层内III型胶原增生，相对后者来说Nd：YAG（1 320nm）激光损伤真皮结构更轻微，且对非动力（静态）性皱纹效果更突出。

4.1 450nm半导体激光　波长1 450nm激光属于红外线B（波长1 400～3 000nm）范畴，对水分子吸收率较Nd：YAG（1 320nm）激光高，穿透深度最深到达真皮内500μm，这也导致了治疗过程中较Nd：YAG（1 320nm）激光疼痛，水肿及红斑反应较明显。

应用于临床的主要是带有冷却系统低功率半导体仪器（Smoothbeam），能量密度未统一一致，存在8～24J/cm²、10～20J/cm²、12～16J/cm²；光斑4～6mm；脉宽上限达250ms。

经过初步临床实验表明，大多学者认为该激光对皱纹改善不明显，可对细小皱纹有部分效果，个别专家认为对皱纹改善明显有效，患者自我满意度较好。

5.1 540nm铒玻璃（Er：glass）激光　该波长激光靶向色基只有水分子，作用原理主要是热损伤修复，可穿透0.4～2.0mm真皮层，有学者提到表皮下深度为0.1～0.4mm真皮层为改善皱纹的最佳热效应带，相对于这一有效作用深度，1 540nm铒玻璃（Er：glass）激光穿透较深，有伴随产生瘢痕可能。

参考的参数：能量密度20～30J/cm²；脉宽为10～100ms；光斑4mm。这些参数在临床应用上也出现了一些问题，如脉冲持续时间较长、光斑较小、冷却方式为接触式且不易受控制等。

临床实验研究，该激光对面部（眶周及口周等）细小皱纹有轻微的改善作用，可减轻皱纹的深度，但由于该波长激光穿透较有效改善皱纹的深度深，且冷却系统控制不精准，可引起红斑反应、色素沉着及瘢痕等不良反应。

（二）可见光激光技术

随着研究发展，波长在500～600nm的激光也被应用于非剥脱性除皱，与红外线激光（不可见激光）不同，这类激光以585nm、595nm脉冲染料激光为代表，可穿透皮肤约 400μm。根据波长和色基吸收曲线可得出，氧合血红蛋白在 580nm 左右出现一个吸收峰，真皮层毛细血管吸收激光后造成热损伤，从而开启一系列炎性反应（如血管内皮细胞可逆性损伤后，血管外被中性粒细胞、肥大细胞、单核细胞等浸润）及自我修复机制（如释放多种细胞生长因子等），促进胶原纤维增生（新生胶原纤维和弹性纤维，Ⅰ型胶原和Ⅲ型胶原表达均增加），抚平皱纹。

1.585nm 脉冲染料激光　该激光以真皮层内的毛细血管为靶向，毛细血管的血管内皮细胞受热后开始自我修复过程，胶原纤维数量增加。经典参数：能量密度 2~3J/cm^2；脉冲持续时间为 350μs；光斑为 5mm。能量密度较高虽然也可以增加真皮胶原及细胞外基质蛋白含量，但患者治疗后水肿和紫癜等并发症发生的概率增加。

在过去的十多年里，585nm 脉冲染料激光多用于如鲜红斑痣等血管性疾病，疗效可观，且在治疗区域鲜见瘢痕。近年来该激光被用于面部年轻化的治疗，20 名志愿者在治疗 1 次后，近一半的志愿者对面部皱纹较满意，治疗后定期活组织检查镜下可见真皮胶原增加。

2.595nm 脉冲染料激光　与 585nm 脉冲染料激光作用原理基本相似，然波长为 595nm 的脉冲染料激光治疗参数与前者略有调整，能量密度 6~8J/cm^2；脉冲持续时间为 1.5~40ms；光斑为 10mm。

以上为可见光激光技术，与上一节红外线激光技术在皮肤年轻化治疗所产生的生物学包括生物学物理学和生物学化学上有部分差别。有研究学者建立动物模型，将 Nd：YAG（1 320nm）激光与 595nm 脉冲染料激光作用皮肤后生物学进行对比，将胶原增生能力与皮肤锁水能力作为检验标准，得出 Nd：YAG（1 320nm）激光皮肤锁水能力较 595nm 脉冲染料激光效果好，而在胶原新生方面 595nm 脉冲染料激光更胜一等。

（三）可见光非激光技术

1. 强脉冲光（intense pulsed light，IPL）　在现有皮肤年轻化领域中，强脉冲光作为一种有别于激光的普通光存在着，且在该领域崭露头角。强脉冲光首先是一种非相干普通光，相对激光来讲选择性较差，是由高强度光源（如氙灯）先通过聚焦镜聚焦随后由滤过器滤掉较短波长的光后形成的宽谱光（波长为 500~1 200nm）。强脉冲光波长可人为调节，脉宽连续可调，单脉冲及多脉冲均可使用，大光斑，治疗皮肤时可直接接触或涂抹凝胶后治疗，治疗后反应相对激光较轻。

发出的光子携带足够的能量穿入皮肤，表皮吸收小部分能量，真皮组织色素颗粒及血红蛋白等将剩余的部分能量转化为热能，产生光热效应，将作用靶向组织分解吸收，胶原加热后缩短及热损伤后自我修复新生，纤维母细胞活性增强、数量增多，使Ⅰ型胶原蛋白和Ⅲ型胶原蛋白表达水平上调，弹性纤维排列更紧密等，使皮肤紧致、细嫩。适度的脉宽及脉冲延迟时间可以在保护表皮的前提下达到治疗目的。

通过不同滤光片选择滤过不同波长的光，从而治疗不同的皮肤问题。临床上滤光片 515nm/550nm/560nm/590nm 用于治疗毛细血管扩张，且效果优于 Nd：YAG 激光，与脉冲染料激光（pulsed dye laser，PDL）作用相近。滤光片 510nm/550nm 用于治疗鲜红斑痣，但效果无脉冲染料激光明显。滤光片 560nm/590nm/615nm/640nm/695nm 可治疗血管瘤，但临床上使用较少。滤光片 550~640nm 对亚洲人雀斑有效。滤光片 560nm/

590nm/615nm 对表皮型黄褐斑治疗近乎完善。滤光片 550nm/570nm/590nm 尝试治疗炎症后色素沉着。滤光片 550~640nm 临床上可用于脱毛治疗。

第一代强脉冲光治疗系统（Photoderm LV）从 1990 年研制以来，1994 年第一次投入临床，1995 年经美国 FDA 认证批准使用。Photoderm LV IPL 治疗系统输出的光波呈能量不均匀的钟形波；随后经十余年发展，第二代（Vasculight）和第三代（Quantum）IPL 治疗系统应运而生，改善光波能量不均匀；2003 年 Lumenis 公司推出第四代多功能美容平台——Lumenis One，其中的 IPL 模块提供单、双、三脉冲的治疗模式，能量密度 3~90J/cm^2，脉冲延迟为 2~100ms。目前 BBLTM 将激光与 IPL 治疗系统结合起来，由于其先进的冷却系统，使得治疗过程舒适性提高，更易被人们接受。Palomar 公司及丹麦 DDD 公司将双滤过强脉冲光（I2PL）用于临床，将光谱中低波长及高波长的部分同时滤掉。

就强脉冲光对皮肤老化的治疗（即Ⅱ型嫩肤）我们单一列出介绍。由于个人遗传基因及外部因素影响，皮肤老化表现为：皮肤粗糙增厚、皮肤松弛下垂、皮肤色素沉着、毛细血管扩张、皱纹等。在研究皮肤年轻化过程中，强脉冲光有着不可替代的地位，它处理Ⅰ型嫩肤效果不如脉冲染料激光等，治疗皱纹及皮肤松弛下垂又不及点阵激光、射频技术等，但由于它的无创伤性、单一治疗就可以改善皮肤综合问题、无停工期等优点，使强脉冲光依然位于皮肤年轻化治疗中的一线选择（Fitzpatrick Ⅴ肤型及Ⅵ肤型的人除外）。

治疗参数的选择需要考虑疾病类型、皮肤分型、皮肤厚度等因素。根据氧合血红蛋白（在 417nm 处为大吸收峰，542nm 及 577nm 处为小吸收峰）、还原血红蛋白（430nm、555nm 为吸收峰）、黑色素（280~1 200nm 吸收峰）等对光的吸收峰不同采用的波长不同，当然波长的选择也受 Fitzpatrick 皮肤类型及病变皮肤厚度、深度的影响，如肤色黑、皮肤厚度需选用较长波长的滤光片。脉宽需要小于或等于靶组织的热弛豫时间，能量一定时，脉宽与组织损伤呈反比。临床上治疗模式常为双脉冲或三脉冲，分次释放能量，减少对组织的损伤。根据临床病例数据分析，以 Fitzpatrick Ⅲ肤型中年女性面部皮肤光老化为例，采用 590nm/640nm 滤光片，双脉冲或三脉冲治疗模式，脉宽分别为 5ms/6ms，脉冲延迟时间为 35ms，能量密度控制在 15~18J/cm^2，4~6 次为 1 个疗程，间隔时间为 3~4 周。

2. 发光二极管（LED）　发光二极管是一种可以发射红外线—可见光紫外线发射器，不同材料的 LED 发射不同波长的光（如砷化镓为红外光谱，磷化镓为绿光，氮化镓为蓝光等），既可以发射低强度光，又可以集成阵列产生较强能量的光。

LED 作用机制主要为光调节机制，包括在线粒体水平上的和在受体水平上的。线粒体吸收光子能量的靶向色基存在于线粒体细胞膜上，是一种细胞色素分子（由原卟啉Ⅸ合成），即细胞色素氧化酶。线粒体膜上触角分子吸收光子能量后结构发生变化，使三磷酸腺苷（ATP）数量增多，细胞活性增强。在受体水平上提高细胞基因表达，放大或减弱细胞信号传导。合适的治疗参数及波长决定激活细胞活性及胶原的增生。

LED 虽在皮肤年轻化领域发展时间尚短，但由于具有较多优点，仍受研究学者们青睐，如体积小、反应迅速、易操作、波段可选择、使用寿命长、发光效率高、安全无痛、非汽化、无停工期等。

临床上将 LED 发射波长 590nm 黄光用于面部光老化的治疗，能量密度为 0.1J/cm²，进行 8 次治疗，间隔时间为 4 周。治疗后 6 个月、12 个月进行外观及组织学评价，发现皮肤质地有改善，红斑及色素均减少，皱纹减轻，组织学发现真皮乳头层胶原含量明显增多。也有研究人员将 LED 与其他激光（如红外线激光、强脉冲光、射频等）结合使用，发现 LED 可以增强这些激光的光热作用。近年来随着光动力学的研究，将 LED 发射波长为 633nm 红光与光动力学结合起来，光敏剂为浓度 5%、10%、20% 的 5-氨基酮戊酸（5-ALA），从而达到美容嫩肤的作用。

目前由于高标准 LED 发展技术的束缚以及检测标准的欠缺使得 LED 未能大面积推广临床使用，这些限制因素使 LED 技术处于瓶颈期。随着技术的发展，未来 LED 将在医疗领域扮演相当重要的角色。

3. 宽带红外光技术（Near-infrared，NIR） 最近在皮肤年轻化领域又推出一种以宽谱红外光灯为动力的紧肤技术，其中有美国加州布里斯班 Cutera 公司生产设计的 Titan 技术，可产生 1 100~1 800nm 波长的红外光源系统。以色列 Alma 公司也推出了可产生 900~1 600nm 波长的红外光源设备。下面以 Titan 技术为例，介绍宽带红外光技术（NIR）在临床上的应用。

Titan 技术产生的 1 100~1 800nm 波长的红外光以水为靶向色基，皮肤的水分子及真皮层中胶原层充分吸收该波长范围内的红外光，使组织均匀受热，也可以跳过表皮层直接加热真皮层，使胶原收缩及增生。穿透深度大于非剥脱激光，但不及射频技术。加热深度为表皮下 1~3mm。与射频的作用方式不同，Titan 技术的治疗以对皮肤深层持续性加热为目标，低能量密度长时间作用皮肤，这使得治疗过程无痛苦，甚至一定能量密度以下（30J/cm²）不需要表面麻醉。同为使胶原收缩及增生，射频技术使用极短脉冲富有高强度能量的瞬时作用，而根据胶原蛋白收缩描述公式可以推断出胶原蛋白收缩的数量可有温度和作用时间同时决定的，如温度低 5℃，作用时间需要增加 10 倍才能保持原有胶原纤维收缩的数量。当真皮层受热高于 50℃ 时，胶原蛋白开始发生即刻收缩，一般控制在 57~61℃，高于上限温度胶原蛋白将发生不可逆变性。以上这些解释了为什么较低能量密度的宽带红外光技术也可以产生即刻收缩效应及后续收缩效应。Titan 技术每部位的治疗时间控制在 4~11s，皮肤受热作用时间充足，治疗后皮肤收缩即刻效应明显，而后热损伤启动了自我修复过程，使一段时间内皮肤内细胞外基质新生，胶原蛋白、弹性蛋白再生，这些作用相互结合，使皮肤在后续一段时间内继续收缩紧致。

Titan 技术在治疗前、治疗中、治疗后均有蓝宝石冷却系统保证表皮温度处于 40℃以下安全范围。可以用作收紧全身皮肤，改善皮肤质地，使皮肤细腻、光滑、紧致。治疗参数根据不同的部位设定不同的方案（如面部治疗所用能量密度一般小于腹部治疗所用能量密度）。能量密度（通量）= 整个红外光脉冲总能量/作用皮肤的面积，控制在 28~46J/cm²，骨性表面及敏感部位需要调低能量密度，重复次数划定治疗区域多于一般区域，皮肤锚定点及锚定线内重复次数多于一般区域，2~3 次为 1 个疗程，间隔30d 左右。使用 Titan 技术治疗后一般不用常规冰敷，除非较敏感患者可给予冰块等冷却治疗区，局部若出现红斑多在 24~48h 消失。Titan 技术与一般激光技术、光子技术、射频技术相比，安全性更高，更易被患者接受。

（四）射频技术

射频（Radio Frequency，RF）技术是一种不同于激光技术及光子技术的面部年轻化治疗方式。是一种可以在空间辐射远距离传导的高频电磁波。所谓的高频，是介于100kHz 至 30GHz，保证可在空间传播的电磁波频率需高于 100kHz，低于该频率的电磁波可被地表吸收。射频技术其实已经深入我们平时生活工作当中，手机、电视、电台、微波炉等都离不开射频技术。早在 18 世纪，人们已经将电流运用到医学领域中，如心脏除颤等；1897 年，Nagelschmidt 等通过电流治疗关节及脉管疾病，并将这种疗法命名为"透热疗法"（diathermy）；20 世纪初，Simon Pozzi 等通过电灼疗法（fulguration）治疗皮肤癌；随后 Doyen 将电灼疗法改进为电凝法（electrocoagulation），直到现在这两种技术还运用在临床中，1995 年美国 Thermage 公司推出 Thermacool 技术，第二年 Solta Medical 公司发明 Thermage（热玛吉）单极射频技术，与 2002 年通过美国 FDA 认证。之后射频技术的透热原理被广泛用于紧肤治疗中。

射频技术对真皮及皮下组织的生物效应依然是热效应，与激光及光子的热效应作用原理不同，激光及光子的能量被组织内靶色基吸收后转变为热能加热组织后产生可逆性热损伤。射频透热原理是将电极间的生物组织处在创建的电场之中，频率高达 1～40.68MHz/s 的电流使处于电场充电的组织极性以相同频率转换，生物组织内存在天然电阻抗（不同组织的天然电阻抗存在差异），这使得组织内双极水分子急速旋转或振动，处于单极电极条件下的生物组织内电荷由正转负，使极化分子旋转运动后产生阻力，随之转变为热能，加热深度可达 15～20mm。处于双极电极条件下的组织电流流通区域较小，热穿透较单极浅。射频技术热效应的深度及强度可由治疗电极（单极、双极、多极等）、电流的频率、释放的能量、作用时间、组织导电性等因素共同决定，治疗电极电流回路范围越大，热效应越深，作用越强；电流频率越高，透热深度越浅；释放的能量由电流强度（I）、生物组织的天然阻抗（R）及作用时间（T）控制，其中电流强度占主导因素；足够的作用时间才能产生有效的热损伤；不同组织的天然电阻抗存在差异，如脂肪阻抗>皮肤阻抗>肌肉阻抗。如上这些因素直接影响紧致皮肤效果及是否出现并发症。热效应使真皮层胶原蛋白及真皮下组织纤维产生变化，胶原蛋白是由氢键连接各链组成的三股螺旋结构，热效应使三级螺旋结构变得不稳定，螺旋结构被解开后胶原蛋白发生收缩，产生射频的即刻效应；在治疗后的数周甚至数月内，机体的热损伤修复机制开启，Ⅰ型胶原蛋白 mRNA 表达明显上调，新生胶原蛋白增多；加强射频治疗的远期效应产生的热量还可以将皮肤与面部深部的筋膜纤维紧密贴附，达到皮肤紧致提升的效果。正是由于射频作用原理非选择性光热作用，这对有色人种的治疗拓宽了道路，且射频作用深度比激光、强脉冲光、宽带红外光等作用层次深（可达皮下脂肪层）。

根据射频技术作用原理，研究学者将射频技术充分展开在临床工作中。主要体现在以下这些方面。

1. 减缓皮肤衰老 包括改善皱纹、提升松弛皮肤、提亮肤色（ELOS 技术）等，主要有眉间纹、鱼尾纹、前额纹、鼻横纹、口周纹、颈部皱纹、妊娠纹、身体其他部位皮肤松弛等。

2. 改善皮肤橘皮样改变　皮肤橘皮样改变常发生在中年女性的股部及臀部，表现皮肤面部不平整，出现由附着点牵拉出现的特殊细小凹陷。射频促使胶原新生、促进淋巴循环、加速分解脂肪细胞，改善橘皮样外观。

3. 局部塑形及减肥　如产后腹部修复及吸脂术后皮肤收紧等。

4. 深肤色患者脱毛　利用射频的非色素依赖性热效应原理，将射频技术和强脉冲光或激光技术结合起来进行脱毛治疗可以减少或者避免因为肤色深而引起的表皮灼伤等不良反应。

5. 修复瘢痕　热效应可以松解瘢痕，将新生胶原纤维重排，从而达到修复瘢痕的效果。

6. 其他应用　毛细血管扩张、活动性痤疮、甲癣、银屑病等。

在射频治疗过程中，治疗区域的选择很重要，即通过评估皮肤的活动范围来确定皮肤锚定点。在介绍锚定点之前，我们将胶原收缩方向做一简单阐述。射频可以均一加热特定的皮肤层次，使胶原纤维变短收缩，皮肤收缩的方向将可能按照胶原纤维排列的方向；在真皮层中胶原的排列并不像肌腱等结缔组织中那样平行有序，它们是随机排列的，这就意味着收缩的方向更可能是向心性的，且由于每一个治疗点之间还存在相互作用，这使得收缩轴线很难预知。根据"预料收缩动力学"原理，确定皮肤锚定点并治疗锚定区域作用效果优于全面部治疗，通过锚定点收缩来带动相邻载体组织提升。用大拇指推动皮肤（发际线及耳前），皮肤推动后不可活动与可活动交界点即为锚定点，连接成为治疗线。这些是治疗的重点区域，提升眉毛治疗区域一般为前额内侧上方或者颞部外侧；下睑松垂治疗区域为面颊部或者两颧骨区；面颊提升及鼻唇沟的改善应以耳前区为主要治疗区；颈部提升应在甲状软骨水平以上区域（早期颈阔肌带患者除外，应选择乳突区及发际缘的后外侧）。

治疗过程中，患者对疼痛的认知是不可忽视的，热感是逐渐增加蓄积的，如患者诉有明显不能忍受的疼痛感应立刻停止治疗。术前表面麻醉可以缓解治疗产生的疼痛，有研究表明，4%浓度的复方利多卡因凝胶（LMX-4）较5%浓度的复方利多卡因凝胶（LMX-5）更易清除，减少因残存表面麻醉剂而改变局部阻抗导致治疗产生的烧伤等不良影响，表面麻醉药应在治疗区域敷1~1.5h。能量参数的设置根据个人反应不同来进行调节，以美国加利福尼亚州 Thermage 公司生产设计的 Thermacool 设备为例，采用低能量密度、多次数扫描最经典有效。有临床研究表明，高能量扫描效果并不理想，还增加出现副作用（如脂肪萎缩）的风险，扫描重点区域，通过"收缩动力学原理"牵拉远端载体区域，射频不能直接作用在皱纹上，易形成"纸巾"效应或"腊肠"效应。一般设置12.5为初始能量，根据患者自诉的疼痛感来调整，疼痛感明显的患者可以将能量调低至11.5水平甚至10.5水平。扫描次数根据部位不同也有所改变，脂肪较多的区域（如面颊部等）需要扫描5~6次，而其他部位可以考虑扫描2~4次，当然扫描次数也需要结合患者对疼痛的自身感受。

射频治疗有很多显而易见的优点，但也存在并发症的可能，这与操作者的操作过程及能量参数的设定息息相关，表皮烧伤是最常见的并发症，耦合剂使用不当、治疗头不更换等均可导致此类并发症发生。出现烧伤时，患者常诉有剧烈疼痛，又称"火柴疼痛"，此刻立即冰敷治疗区是关键。治疗区域脂肪萎缩是最严重的并发症，多与能量过高有关，出现这种并发症后只能使用填充物来纠正。极个别患者可有自觉治疗区域感觉迟钝表现，存在自限性。

射频仪器一般由主机、发射极、接收极组成，由可以分为单极、双极、多极射频等。单极射频设备由发射器、冷却调节器及治疗头组成，治疗头表面覆盖一层绝缘膜，人的皮肤作为半导体，治疗头即为单极射频的发射极，接收极为另连接的一个导电板。双极射频治疗头本身就配备发射极和接收极，电流在两个电极之间形成通路。单极射频发射极与接收极距离较远，形成的电磁场范围较大，所以加热面积相对较大，加热深度可深达 15~20mm，所以对于面颈部、腰腹部、四肢及臀、股部皮肤收紧提拉有较明显的优势。双极射频治疗手具上同时包含发射极和接收极，两极间距较短，能量有效穿透深度仅达电极间距的一半，这使热量穿透深度受到局限，且双极射频能量传导以同心圆或条状平行排列的形式存在于两极之间，这些特点使双极射频主要用于眼周、唇周等皮肤菲薄或者皱纹细小的部位，保证了治疗区域的安全性。随着技术的发展，人们为了既想增加双极射频的治疗效果，又要保障治疗区域的安全，于是一些联合技术应运而生，将光能（IPL/LED）、射频（双极）、表面预冷（接触式冷却系统）或负压吸引结合起来，即光电联合技术（electro-optical synergy technology，ELOS），在保护表皮的前提下，降低了治疗区域的电阻，增加了穿透深度及射频选择性，同时减少了射频及光的使用能量，使用负压技术可以加速脂肪分解及组织代谢，起到雕塑体型的治疗效果。其中还包括一些将单极射频与双极射频综合在一起的治疗平台，通过调节治疗模式来改善不同部位的个性化问题，如以色列生产的 Accent 领航者射频系统等。

（五）光动力疗法

光动力疗法（Photodynamic Therapy，PDT）又称为光化学疗法（Photochemical Therapy，PCT），是由光敏剂、光、氧三种主要要素构成，将光敏剂注入人体内或局部用于人体，药物可选择性富集于活跃的细胞中，在一定波长的光源（激光和非激光）照射用药部位发生生物化学反应及分子学效应，通过 I 型反应产生大量活性氧（reactive oxygen species，ROS）、通过 II 型反应产生单态氧，这些氧化物攻击靶细胞使其破坏死亡，由于其不稳定性使作用时间短暂，从而不能伤及周围正常组织。这种技术既可用于荧光诊断又能疾病治疗。

20 世纪初，人们初步尝试光动力疗法。1960 年，血卟啉衍生物（HpD）用于肿瘤的早期诊断及治疗。20 世纪 70~80 年代，以血卟啉衍生物为主要光敏剂的光动力疗法将其对肿瘤的治疗推向高潮。1990 年，我国开始用 HpD-PDT 治疗鲜红斑痣等非肿瘤性疾病。1998 年，我国正式批准 HpD 可用于治疗肿瘤。在 20 世纪 90 年代，美国将光敏剂 20%5-氨基酮戊酸（ALA）用于光角化病的治疗，2000 年 Bitter 等首次报道了光动力疗法在皮肤年轻化领域的临床应用。2013 年 Karrer S 等在一共识会议上指出，使用不同光源（强脉冲光、发光二极管及激光）照射不同光敏剂（5-氨基酮戊酸等）作用的光老化皮肤都可以获得喜人的效果。

对于光敏剂的选择应该遵循毒性低、穿透性强、能被可穿透组织的可见光激发、激发后可产生单态氧或三态活性氧的原理。目前最常用的光敏剂广泛存在于自然界中，含有四吡咯芳香环结构，主要为血卟啉等。也有使用第二类（克萨卟啉等）及第三类（卤化氮杂蒽类及醌类等）光敏剂可能。第一代光敏剂稳定性较差，易引起皮肤光毒反应且需要较长的避光时间，临床上常采用第二代光敏剂，在皮肤年轻化领域中，最常使用的光敏剂为20%5-氨基酮戊酸（ALA），局部用药效果优于静脉或口服给药。也有研究学者将ALA酯类物（5-氨基乙酰丙酸甲酯，MAL）用于临床研究并做以比对，2006年，Kuijpers DI等在光动力疗法治疗结节型基底细胞癌研究中对比了ALA与MAL的作用效果，临床试验发现在短期疗效及治疗后不良反应上两者无统计学意义，相对ALA而言，MAL因治疗时疼痛较轻更易被患者接受。在一些相关PDT研究中发现光敏剂（ALA）进入病灶后，不同的时间ALA在靶细胞富集量有所不同，采集不同治疗时间后的荧光图像，发现3~10h荧光强度达到高峰，然而用于面部年轻化治疗中涂抹光敏剂是否时间越久效果就越明显呢？有学者将MAL作为光敏剂，以半侧脸做对比，一侧涂抹MAL 1h后进行红光治疗，另一侧涂抹MAL 3h后照射红光，治疗3次后，在皮肤紧致及细致方面涂抹3h一侧更明显，但是涂抹1h一侧皮肤质地也明显改善，然而涂抹3h的一侧副作用较明显（如红斑、水肿等）。减少光敏剂与皮肤接触时间既可以达到治疗目的，又可以减少副作用的产生。临床上将涂抹光敏剂时间缩短为0.5~1h。

PDT治疗后至少24h内应避免阳光直射，注意防晒，治疗区域可能出现红斑水肿及结痂等反应，皮肤较为干燥紧绷，但不能立即使用护肤品等，避免过敏性或刺激性皮炎的发生。PDT嫩肤治疗最常见的并发症为过度晒伤，需要反复告知患者避免阳光直射、涂抹防晒霜等，如出现该并发症应冰敷治疗区域、抬高治疗区域减轻水肿等。此种治疗极少出现细菌及病毒感染。